KAY BARTROW

DIE HEILKRAFT DER ATMUNG

86 Übungen für einen gesunden Körper und einen starken Geist

humboldt

VORWORT

Liebe Leserin, lieber Leser,

Atmen könnte ja so einfach sein. Wie machen Sie es? Erst einatmen – und dann ausatmen. Doch, wie so häufig im Leben, verbergen sich hinter den einfachsten Abläufen sehr komplexe Dinge, so wie von einem Eisberg nur die Spitze sichtbar ist und der gewaltige Rest sich unter Wasser verbirgt. Einerlei wie Sie zum Atmen sagen, ob umgangssprachlich hecheln, prusten, giemen, schnauben, schniefen, röcheln, schnaufen, japsen, ächzen oder gepflegt wissenschaftlich-medizinisch respirieren oder ventilieren, wichtig ist nur: Die Luft muss rein und wieder raus.

Atmen kann Ihr persönlicher Schlüssel für viele positive körperliche und seelische Effekte sein, und mit etwas Wissen und Verständnis für die Sache an sich können Sie diese Effekte zu Ihrem Vorteil und damit zu einer besseren Gesundheit einsetzen.

Die wichtigste Erkenntnis ist vermutlich diese: Bewegung und Aktivität sind die sichersten und wirkungsvollsten Mittel, um unseren Körper in Richtung Gesundheit zu verändern und zu verbessern. Im Atemsystem findet unter Bewegung ein Austausch von Stoffen statt, der zur Regulation des gesamten Körpers beiträgt und die Grundlage für eine funktionierende Energieversorgung, ein effektives Immunsystem und eine schnelle Anpassungsfähigkeit an körperliche und geistige Belastungssituationen liefert.

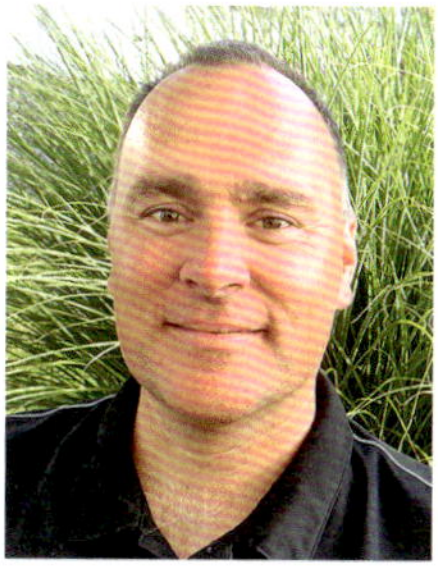

Atmen löst lebenswichtige Prozesse aus, hält diese in Gang und reguliert unzählige Körperfunktionen. Wie schnell, gut oder effektiv diese Anpassungen ablaufen, liegt zu einem großen Teil an uns und unserer Fähigkeit, unseren Atem flexibel und in unterschiedlichen Mustern einzusetzen. Atmen ist ein aktiver Vorgang und wir können ihn bewusst beeinflussen, vertiefen und anpassen und zu unserem gesundheitlichen Vorteil einsetzen. Lassen Sie uns atmen!

Gesunde Grüße

Kay Bartrow

ÜBUNGSÜBERSICHT

SCHNELLZUGRIFF AUF IHR ATEMTRAINING

In diesem Buch finden Sie viele Übungen, die Sie für Ihre individuelle Atmung einsetzen können. Mit deren Hilfe erfahren Sie vertiefte Entspannung, eine bessere Wahrnehmung Ihrer Körperlichkeit und atmen Sie wahrhaft bewusster. Die Übungen können zur Verbesserung Ihrer Achtsamkeit, gezielt bei körperlichen oder seelischen Beschwerden oder direkt zur Verbesserung Ihrer Atemfähigkeit eingesetzt werden.

ATEMTHEMA	ÜBUNGSBEREICH	SEITE	ÜBUNGSNR.
Obere Atemwege	**Pflegetipps und Übungen**		
	Nasenhöhle	21	1 – 4
	Nasennebenhöhle	24	5 – 9
	Mund/Rachen	26	10 – 12
Schnarchen	**Übungen**		
	Zunge	29	13 – 15
	Gaumen	30	16 – 18
	Kiefer	31	19
Untere Atemwege	**Übungen**		
	Kehlkopf	32	20 – 23
	Luftröhre	34	24 – 26
	Bronchien/Alveolen	38	27 – 29
Einatmung	**Hier verbessern Sie Ihre Einatmung**		
	Wahrnehmung der Einatmung	44	30 – 33
	Zwerchfell	46	34 – 36
	Äußere Zwischenrippenmuskeln	48	37 – 38
	Kopfwendemuskel	48	39 – 40
	Sägemuskel	50	41 – 44
	Treppenmuskeln	52	45 – 46

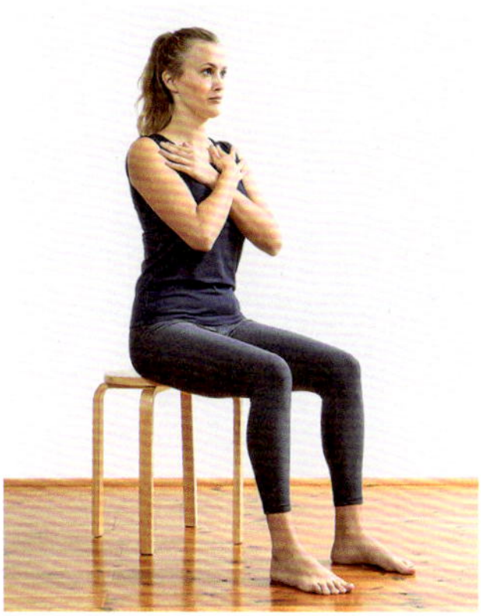 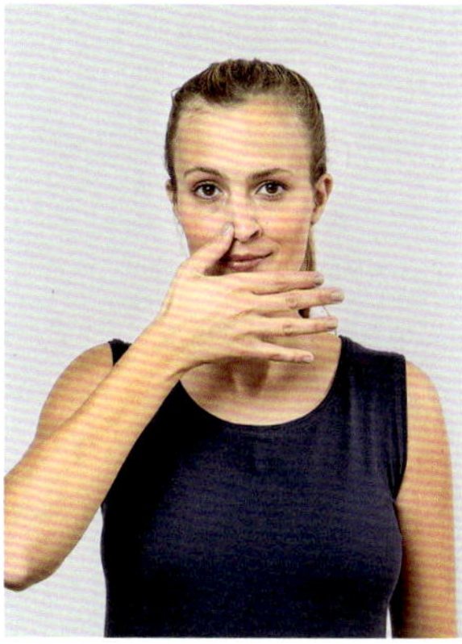 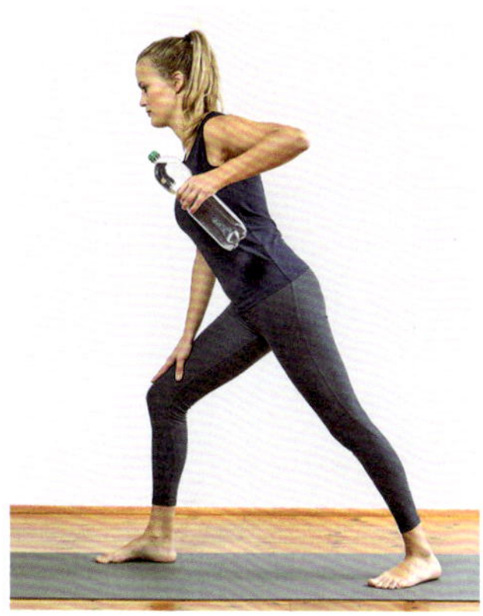

ATEMTHEMA	ÜBUNGSBEREICH	SEITE	ÜBUNGSNR.
Ausatmung	**Hier verbessern Sie Ihre Ausatmung**		
	Innere Zwischenrippenmuskeln	56	47 – 49
	Bauchmuskeln	59	50 – 52
	Brustmuskeln	64	53 – 56
Atemtechniken	**Hier perfektionieren Sie Ihre Atemmechanik**		
	Brustatmung	80	57 – 59
	Bauchatmung	86	60 – 62
	Flankenatmung	90	63 – 65
Grundroutine	Mit der Grundroutine zu mehr Atemwahrnehmung und Kontrolle für alle Lebenssituationen	120	
Hustentechniken	Lernen Sie Ihren Husten zu kontrollieren	128	
Lungensport	Achtsamkeit und Wahrnehmung	130	66 – 70
	Mobilisation	140	71 – 73
	Kräftigung	144	74 – 81
	Ausdauer	153	82 – 86

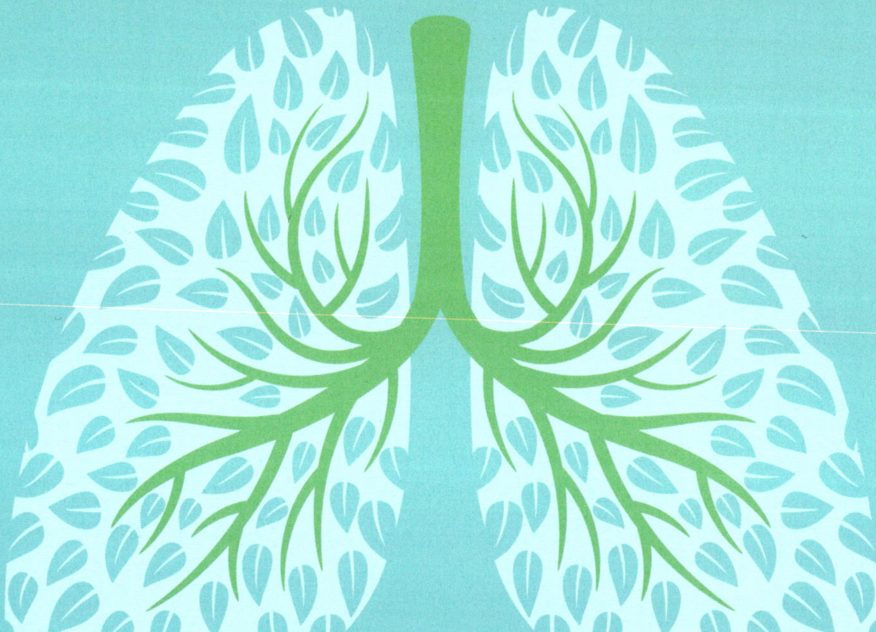

DIE ATMUNG DES MENSCHEN

Atmen ist Leben, Atem ist Energie. Hinter dem scheinbar simplen Ein- und Ausströmen der Luft verbirgt sich eine komplexe und faszinierende Mechanik. Und kein Bereich unseres Körpers bleibt davon unberührt. Entdecken Sie die heilsame Welt des richtigen Atmens – mit vielen Infos und konkreten Anleitungen.

Atmen ist die Grundlage unseres Lebens

Viele Sprichwörter halten die Bedeutung des Atems fest: „Einen langen Atem haben“ oder „Da geht mir die Luft aus“ kennen wir alle zu Genüge. Der lange Atem steht symbolhaft für eine stabile Ausdauer, außergewöhnliches Durchhaltevermögen und damit für eine große Widerstandsfähigkeit. Er hilft uns, an das ersehnte Ziel zu gelangen, egal ob es dabei ums Lernen geht, um 30 Minuten Joggen oder eine Falttechnik bei Origami. Wichtig ist allein das Durchhalten. Ganz anders, wenn uns die Luft ausgeht: Wir ermüden und müssen eine Aktivität vorzeitig abbrechen.

Beiden Sprichwörtern liegt die Erkenntnis zugrunde, dass der Atem die Grundlage unseres Lebens ist. Ohne Atem ist kein Leben möglich und eine schlechte Atmung führt zu gesundheitlichen Einbußen.

Unser Organismus braucht Sauerstoff

Meist werden mit der Ausdauer eher körperliche oder sportliche Betrachtungen verknüpft. Für gute und ausdauernde geistige Leistungen ist die Ausdauer allerdings ebenfalls relevant. Unser **Nervensystem,** als wichtigste Steuerzentrale, benötigt mindestens 20 bis 25 Prozent des aufgenommenen Sauerstoffs, je nach Aktivitätsgrad auch schon mal mehr. Da der Sauerstoff auf dem Blutweg transportiert wird, beansprucht unser Nervensystem auch einen Großteil der Blutversorgung für sich. Nerven sind also blutgierig und lechzen nach Sauerstoff – und das Nervensystem ist unsere oberste Schalt- und Regulationszentrale, es steht in der Priorität der Versorgungskette entsprechend weit oben.

Die **Muskeln** treiben unseren Bewegungsapparat an und brauchen, wie könnte es anders sein, ebenfalls Sauerstoff, um ihre Kraft bereitzustellen. Eine gute Sauerstoffaufnahme und seine effektive Verteilung im gesamten Körper ist demnach eine wichtige

Voraussetzung für unsere körperliche und geistige Leistungsfähigkeit und sichert unser tägliches Überleben.

Sicherlich gibt es viele Faktoren, die im Zusammenspiel unser Überleben sichern. Atmen ist aber der zentrale Punkt. Alle Systeme unseres Organismus sind auf der stetigen Suche nach einem Gleichgewicht. Die Atmung und alle damit verbundenen Vorgänge befähigen unseren Körper zur Aktivität, zur Regeneration und zur Regulation dieses komplizierten Gleichgewichtes.

!

Aktivität, Regeneration und Regulation sind die wichtigsten Fähigkeiten, die wir für unsere Gesundheit benötigen.

Der Mensch kann mehrere Wochen ohne Nahrung auskommen. Auch ohne Flüssigkeit können wir noch ein paar Tage überleben, ohne Sauerstoff verlieren wir, untrainiert, nach etwa zwei bis drei Minuten das Bewusstsein. Diese wenigen Minuten sind genau die Zeitspanne, in der wir in der Lage sind, Energie für die Vorgänge des Körpers und für Aktivität ohne Zufuhr von Sauerstoff zu generieren. Mehr als fünf bis acht Minuten Sauerstoffentzug hinterlassen dann auch schon bleibende und häufig irreparable Schäden an unserem Nervensystem und den inneren Organen und wirken darüber hinaus (ohne entsprechendes Training) definitiv tödlich.

Ohne Atmung keine Energie

Jede Bewegung unseres Körpers, jeden inneren Prozess und sogar jeden Gedanken bezahlen wir mit Energie. In unserer körperlichen Welt ist tatsächlich nichts umsonst. Die Energiewährung unseres Körpers, die wir für all diese Aktivitäten als Gegenleistung einsetzen müssen, ist das sogenannte Adenosintriphosphat ATP.

Unser Körper hat leider keine unbegrenzten Energiereserven, sondern muss diese ständig wieder neu herstellen. Dafür benötigt unser Organismus eine permanente Zufuhr von Sauerstoff über die Atmung, denn nur so werden unsere Zellen zur Produktion dieser Energielieferanten befähigt. Der ATP-Vorrat in unseren Muskeln reicht für die ersten Anspannungen von etwa 20 Sekunden Dauer. Mit allen energiereichen Phosphaten kommen wir auf eine durchschnittliche Aktivitätsdauer von etwa 30 bis 40 Sekunden ohne Sauerstoff. Bis zu zwei Minuten kann unser Organismus dann noch den Blutzucker (Glukose) verwerten und die Glukosespeicher der Organe anzapfen (ohne Sauerstoff), dann sind die Energiereserven erschöpft. Nach diesen zwei Minuten ist die Energieversorgung unseres Organismus nicht mehr gedeckt und es drohen Bewusstlosigkeit und bei längerer Dauer dieses Zustandes tatsächlich auch größere Schäden bis hin zum Tod.

Ohne Atmung kein Stoffwechsel

Hinter dem Begriff „Stoffwechsel" steht tatsächlich erst einmal der Wechsel, also der Austausch und die Weiterverarbeitung von Stoffen. Man spricht auch von einer Verstoffwechslung von Nähr- und Baustoffen. Es geht dabei also um die Bereitstellung, Zufuhr und Nutzbarmachung der Stoffe, die unser Körper für alle inneren Prozesse braucht. Ein guter Stoffwechsel versorgt jede Zelle unseres Körpers mit allem, was diese Zelle zur Aktivität, zur Regeneration und letztlich zum Überleben benötigt, wie z. B. Kohlenhydrate oder Proteine und Hilfsstoffe wie Vitamine. Es müssen Hormone und Enzyme gebildet werden, um diese Nährstoffe zu verarbeiten und sie für unseren Körper nutzbar zu machen. Ein guter Stoffwechsel sorgt auch für den Abtransport von Abfallstoffen und Giften und reinigt mit diesen Vorgängen die Gewebe unseres Körpers – der Stoffwechsel hält uns gesund.

!

Stoffwechsel ist ohne Atmung schlicht nicht möglich.

Das alles wäre ohne Atmung nicht einmal ansatzweise denkbar, denn für diese Vorgänge ist der Sauerstoff, den wir über die Atmung aufnehmen, die absolute Vorbedingung. Die Menge an benötigten Energielieferanten kann von unseren Zellen nur mit ausreichend Sauerstoff gewonnen werden. Die Erde ist momentan der einzige bekannte Planet mit genügend Sauerstoff in der Atmosphäre, um damit unser Leben zu gewährleisten. Ohne diesen Sauerstoff und unser Atemsystem wären wir jetzt nicht hier.

Atmung – Zahlen und Fakten

Oder: das Tennisfeld in deinem Brustkorb! Der menschliche Körper ist ein gigantisches Netzwerk, ein absoluter Superlativ in Sachen Konstruktion und durchdachter Funktionalität, und wartet mit unerwartet beeindruckenden Zahlen und Fakten auf.

Unser Körper ist modular aufgebaut und besteht aus einer Vielzahl an einzelnen Systemen. Im Zusammenspiel versorgen sie unsere Zellen und sichern unsere Gesundheit und damit auch unser Überleben. Dabei ist jedes System für sich erst einmal auf einen inneren Ausgleich ausgerichtet und stets bestrebt, ein Gleichgewicht herzustellen, in dem unser Körper mit den gegebenen Ressourcen haushalten und eine ausgeglichene Bilanz zwischen Energievorrat und Energieverbrauch anstreben kann.

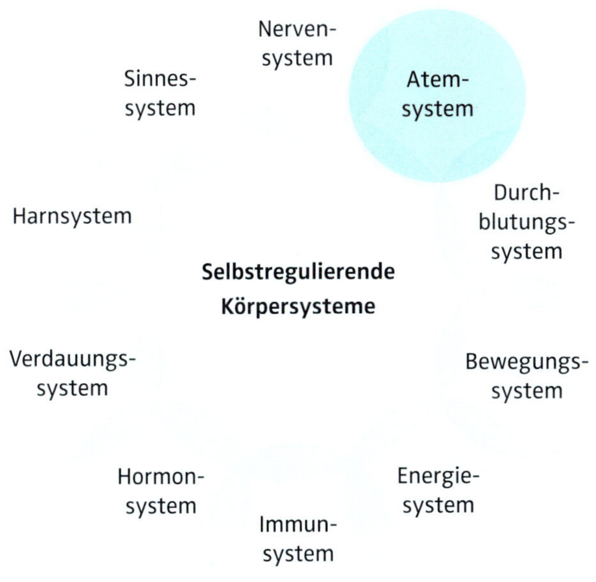

Wichtige Systeme des menschlichen Körpers.

Unser Atemsystem – extrem gut vernetzt

Das Atemsystem – als Teil des gesamten Organismus – stellt mit der Aufnahme von Sauerstoff die Grundlage dafür, dass unser Körper Energie herstellen kann. Damit macht die Atmung alle weiteren Prozesse in den anderen Körpersystemen überhaupt erst möglich. Mit seiner groß angelegten Vernetzung ist es das wohl komplexeste Bauwerk auf diesem Planeten.

Das eigentliche Atemsystem besteht aus den oberen und unteren Luftwegen. Über die oberen Luftwege (Nasenhöhle und Mund-Rachen-Raum) kommt die Atemluft über die Luftröhre in die unteren Luftwege (die Bronchien) und verteilt sich dort bis in die kleinsten Lungenbläschen (die Alveolen). Allein die Bronchien mit all ihren Verzweigungen kommen dabei auf eine Länge von etwa 700 Metern. Diese Länge entspricht nahezu der doppelten Höhe des Berliner Fernsehturmes.

Unser Atemsystem.

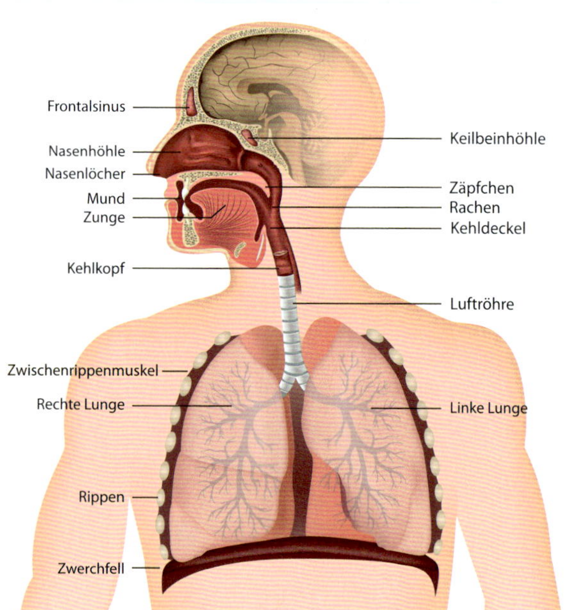

Die Lunge – Bläschen und Adern

Die Lunge hat nach der vollständigen Entwicklung eine überschaubare Länge von ca. 26 cm und einen relativ zierlichen Durchmesser von etwa 15 cm. Doch lassen Sie sich nicht von diesen unscheinbaren und kompakten Maßen in die Irre führen. Die Lunge ist alles andere als bescheiden. Im Inneren unserer Lunge tun sich erstaunliche Weiten und Größen auf, die nur darauf warten, von uns entdeckt und zur Optimierung unserer Stärke und Gesundheit genutzt zu werden.

In beiden Lungenflügeln stecken insgesamt etwa 300 Millionen Lungenbläschen, die eine gemeinsame Oberfläche von ca. 90 bis 110 m^2 bilden. Das entspricht etwa der Größe eines halben Tennisfeldes. Diese riesige Fläche wird für den Gasaustausch zur Versorgung aller Zellen im Körper benötigt.

Hierfür wird das Blut in der Lunge mit Sauerstoff (O_2) angereichert, bevor es vom Herzen zur Versorgung aller Systeme durch den ganzen Körper gepumpt wird. Das aus dem Körperkreislauf zurückkommende Blut gelangt wieder in die Lunge, das darin enthaltene Kohlendioxid (CO_2) wird ausgeatmet. Das Kohlendioxid entsteht durch bei (körperlicher und geistiger) Aktivität ausgelöste Verbrennungsprozesse in unseren Zellen und muss aus dem Körperkreislauf entfernt werden. Um nun die wichtigen Atemgase (Sauerstoff und Kohlendioxid) möglichst schnell und effizient im Blutkreislauf austauschen zu können, ist eine sensationelle und groß angelegte Durchblutungssituation in der Lunge erforderlich. Dazu ist die Lunge in ihrem Feinbau (Bronchien, Bronchiolen, Lungenbläschen) mit einem feinen Netz aus kleinsten Kapillargefäßen durchzogen. Die Länge dieses versorgenden Kapillarnetzes der Lunge beträgt 1600 km. Nur durch diese enorme Länge an Blutgefäßen kann ein an die momentane Aktivität angepasster und schneller Gasaustausch, auch bei intensiver körperlicher Belastung, gewährleistet werden.

!

Die gesamte Länge aller Blutgefäße in einem menschlichen Körper beträgt satte 100 000 km.

Menschen sind Vielatmer

Lebewesen atmen häufig ein und aus – wie oft und welche Mengen an Luft dabei bewegt werden, zeigen die folgenden Zahlen. Die Anzahl der Atemzüge ist zunächst eine variable Größe und richtet sich immer nach unserem Energie- und Luftverbrauch. Im ruhigen Liegen oder im Schlaf benötigen wir die geringste Luftmenge. Mit zunehmender körperlicher oder auch geistiger Aktivität erhöht sich zwangsläufig der Energiebedarf und damit auch die zur Energieversorgung erforderliche Luftmenge. So steigert unser Körper in der Folge die Anzahl und die Tiefe der Atemzüge und passt gleichzeitig die Herzfrequenz an. Die Herzaktivität ist also direkt an den Luftverbrauch gekoppelt, da der eingeatmete Sauerstoff über den Blutweg verteilt werden muss. Beide Systeme beeinflussen sich direkt gegenseitig und stellen sich aufeinander ein.

Atemfrequenz verschiedener Lebewesen

LEBEWESEN	ATEMZÜGE PRO MINUTE (ATEMFREQUENZ) IN RUHE
Erwachsene	12 bis 18
Babys	40 bis 50
Kolibri	bis zu 250
Maus	100 bis 200
Elefanten	6

Herzfrequenz verschiedener Lebewesen

LEBEWESEN	HERZSCHLÄGE PRO MINUTE (HERZFREQUENZ) IN RUHE
Erwachsene	60 bis 80
Babys	130 bis 190
Kolibri	400 bis 500
Maus	400 bis 600
Elefanten	20 bis 30

Bei intensiveren körperlichen Aktivitäten steigt der Luftverbrauch noch weiter an. Beispielsweise beim langsamen Joggen bereits auf ca. 40 Liter pro Minute und beim schnellen Treppensteigen auf bis zu 60 Liter pro Minute an. Bei sportlichen Höchstleistungen wie z. B. dem Alpenaufstieg bei der Tour de France oder einem Profi-Fußballspiel liegt der Luftverbrauch der Sportler dann bei sagenhaften 150 bis zu 250 Litern pro Minute. Diesen gestiegenen Bedarf an Sauerstoff und Energielieferanten deckt unser Organismus dann über eine größere Anzahl an Atemzügen, durch tiefere Atemzüge (gesteigertes Atemzugvolumen) und mit der Hilfe einer fantastischen Mehrdurchblutung.

So ganz nebenbei ein anschaulicher Größenvergleich der Atemkapazitäten: Der Ruheverbrauch von vier bis sechs Litern Atemluft pro Minute entspricht in etwa der Füllung eines Fußballs. Die 250 Liter pro Minute bei maximaler körperlicher Belastung entsprechen der Luftfüllung von etwa 40 Fußbällen. Alles eine Frage der Intensität.

Luftverbrauch bei verschiedenen Aktivitäten

AKTIVITÄT	LUFTVERBRAUCH PRO MINUTE
Schlafen	ca. 4,5 Liter
Ruhe	5 bis 6 Liter
Gehen	12 bis 15 Liter
schnelles Gehen	25 bis 30 Liter
Gehen 3 km/h bergauf, Putzen, Staubsaugen	bis zu 40 Liter
Treppensteigen, Radfahren bis zu 15 km/h, langsames Joggen	bis zu 45 Liter
schnelles Treppensteigen, Radfahren bis 20 km/h, schnelles Joggen	bis zu 60 Liter
intensiver Sport	100 bis 250 Liter

!

Das Atemsystem hat auch Einfluss auf unsere Flüssigkeitsbilanz. Mit dem Ausatmen verlieren wir pro Tag etwa 0,5 Liter Flüssigkeit durch den im Atem enthaltenen Wasserdampf.

Im Durchschnitt machen wir Menschen 12 bis 18 Atemzüge pro Minute, wobei mit einem Atemzug einmal einatmen und einmal ausatmen gemeint ist. Nehmen wir die salomonische Mitte von 15 Atemzügen pro Minute und schauen uns das dabei entstehende Zahlenwerk einmal genauer an. Bei 15 Atemzügen pro Minute kommen auf einen ganzen Tag mehr als 21 000 Atemzüge. Mit einem durchschnittlichen Atemzug ziehen wir etwa einen halben Liter Luft in unsere Lungen. Das ist das sogenannte Atemzugvolumen. Pro Tag haben wir also mehr als 10 000 Liter Luft ein und ausgeatmet.

Zentrale Atemregulation und die *Medulla oblongata*

Medulla oblongata ist keine Stadt in *Game of Thrones*, es ist das Zentrum der Atemregulation, besteht aus einem Verbund von Neuronen und sitzt in unserem zentralen Nervensystem. Damit wir mit dem gigantischen Konstrukt unseres Atemsystems und der komplexen Steuerung wenig zu tun haben, erfolgt die Organisation dieses Systems weitgehend autonom und vor allem unbewusst.

Die Medulla oblongata liegt im Hirnstamm, am Übergang des Schädels in die Halswirbelsäule und erstreckt sich bis zum 2./3. Halswirbel. Dieser Teil unseres Gehirns ist für die Gesamtregulation und Koordination aller Vorgänge, wie z. B. der Aktivierung der Atemmuskeln, dem Stoffaustausch und dem rhythmischen Wechselspiel zwischen Einatmung und Ausatmung verantwortlich.

Kenngrößen der Atmung

KENNZEICHEN	NORMALES ATMEN	LANGSAMES ATMEN	SCHNELLES ATMEN
Atemfrequenz	12 bis 18 Atemzüge/ min.	weniger als 9 Atemzüge/ min.	mehr als 20 Atemzüge/ min.
Atemzugtiefe	Normal: sichtbare Bewegungen des Brustkorbes	Flach: kaum sichtbare Bewegungen des Brustkorbes	Tief: überdeutliche Bewegungen des Brustkorbes
Atemrhythmus	Die Einatmung ist in etwa gleich groß wie die Ausatmung	Gleichmäßig: Die Einatmung ist gleich groß wie die Ausatmung	Ungleichmäßig: Die Einatmung ist größer als die Ausatmung

Unser Atemsystem und seine Bestandteile

Die Aufgaben der Lunge und der Atemwege beschränken sich nicht nur auf die Aufnahme von Sauerstoff und den anderen Atemgasen. Es steckt also weit mehr hinter der Lunge als schlichtes Ein- und Ausatmen. Mit der Hauptaufgabe „Sauerstoff rein" wird lediglich die Energie in unseren Zellen gesichert. Vielmehr ist die Lunge Teil unseres ausgeklügelten Immunsystems. Die zuführenden Wege für die Atemluft zum Kerngebiet, also dem Allerheiligsten der Lunge, nämlich den *Alveolen* (Lungenbläschen), sind zu diesem Zweck mit Flimmerhärchen und einem speziellen Schleim ausgekleidet. So können mit der Atemluft eingedrungene Keime, Bakterien, Viren und andere Krankheitserreger bereits kurz nach dem Einatmen schon wieder ausgefiltert, abgesondert und mit dem Schleim wieder nach draußen transportiert werden. In den Erkältungszeiträumen werden in diesem System etwa 10 000 Bakterien und 100 000 Viren pro Stunde gefiltert und entsorgt. Damit kann ein umfassender Schutz für unsere Gesundheit aufgebaut werden und Erreger, die für unseren Organismus

!

Die Lunge ist wichtiger Bestandteil unseres Immunsystems: Die Atemwege fungieren unter anderem als Filter und Entsorgungsorgan.

schädlich oder krankmachend wirken, können bereits sehr früh unschädlich gemacht werden.

Ergänzend zu den Erklärungen finden Sie in diesem Kapitel bereits erste Übungen und Tipps, mit denen Sie das Funktionieren einzelner Teile des Atemsystems verbessern. Diese simplen Übungen können Ihnen eine große Hilfe für eine optimale Atemfunktion sein. Spüren Sie, wie ein wenig Aufmerksamkeit und Zuwendung zu Ihrem Atemsystem selbstwirksame Veränderungen auslösen können. Die hier vorgestellten Übungen können Sie nach Bedarf einsetzen oder Sie etablieren für sich ein kleines Atemritual, das Sie regelmäßig anwenden.

Grundsätzliches zu den Übungen

Führen Sie die Übungen zunächst mit der hier vorgeschlagenen Anzahl an Durchgängen und Wiederholungen aus. Wenn Sie die Übungen kennengelernt und perfektioniert haben, können Sie für sich selbst die Wiederholungszahl pro Durchgang und die Anzahl der Durchgänge festlegen und zwischendurch auch immer wieder variieren.

Machen Sie nach jedem Durchgang auch eine Pause. Pausenzeiten von ein bis drei Minuten haben sich dabei bewährt.

Die oberen Luft- und Atemwege

Die oberen Atemwege bestehen aus der Nasenhöhle, den Nasennebenhöhlen und dem Mund-Rachen-Raum. Sie haben verschiedenste Aufgaben für den Transport der Atemluft und in der Luftversorgung unseres Organismus. Oft wissen wir zu wenig, was diese Bereiche der Atemwege für uns leisten und können daher auch nicht selten wenig zur optimalen Pflege beisteuern. Diese Situation wollen wir mit dem folgenden Kapitel verbessern.

Nasenhöhle

Mit dem Einatmen nimmt die Luft unter anderem den Weg über die Nasenhöhle. Dort wird die eingeatmete Luft angefeuchtet, erwärmt und gefiltert und so für die Weiterverarbeitung in der Lunge vorbereitet. Eingebettet in die Nasenschleimhaut liegen feinste Blutgefäße, die permanent Wärme an die Atemluft abgeben und diese im Optimalfall bis auf Körpertemperatur erwärmen. Die Nasenschleimhaut ist auch eine der ersten Instanzen unseres Immunsystems, sozusagen ein Vorposten der Körperabwehr. In der Schleimhaut werden bereits Bakterien, Viren und Fremdkörper von der Atemluft abgesondert und abtransportiert.

BESONDERE PFLEGEHINWEISE UND ÜBUNGSTIPPS

1 **Forciertes Atmen durch die Nase:** Konzentriert zu atmen verbessert den Lufttransport und aktiviert die wichtige Nasenschleimhaut. Führen Sie täglich konzentrierte Atemzüge durch die Nase durch: z. B. mehrmals täglich 8- bis 10-mal tief und langsam durch die Nase einatmen, als ob Sie etwas riechen würden. Das Ausatmen können Sie abwechselnd durch die Nase oder den Mund geschehen lassen. Werfen Sie dabei auch mal einen Blick auf die Uhr oder zählen Sie die Sekunden Ihrer Nasenatmung. Achten Sie dabei darauf, dass die Ausatmung etwas länger dauert als die Einatmung. Perfekt wären etwa 10 Sekunden pro Atemzug. Davon sollten etwa 4 Sekunden auf die Einatmung und 6 Sekunden auf die Ausatmung fallen.

2 **Wechselatmung:** Atmen Sie nur durch ein Nasenloch ein und durch das andere wieder aus. Beim Einatmen verschließen Sie einfach ein Nasenloch mit einem Finger und wechseln für das Ausatmen auf das andere Nasenloch. Führen Sie diese Atemtechnik 2- bis 3-mal täglich mit jeweils 8 bis 10 Atemzügen durch. Variieren Sie dabei immer wieder die Seite der Einatmung: z. B. 4 Atemzüge über das linke Nasenloch einatmen und rechts ausatmen, danach 4 Atemzüge über das rechte Nasenloch einatmen und links ausatmen.

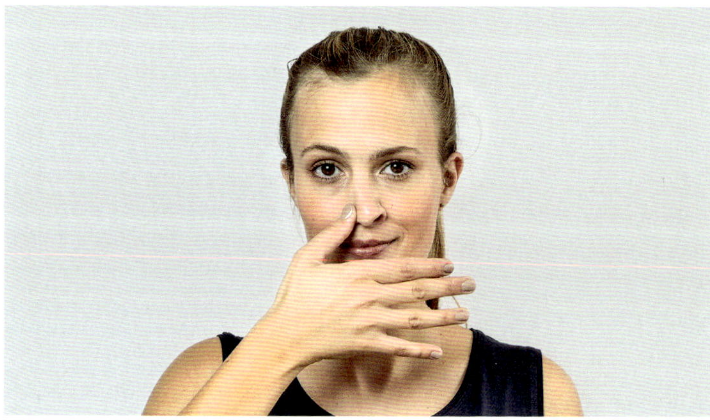

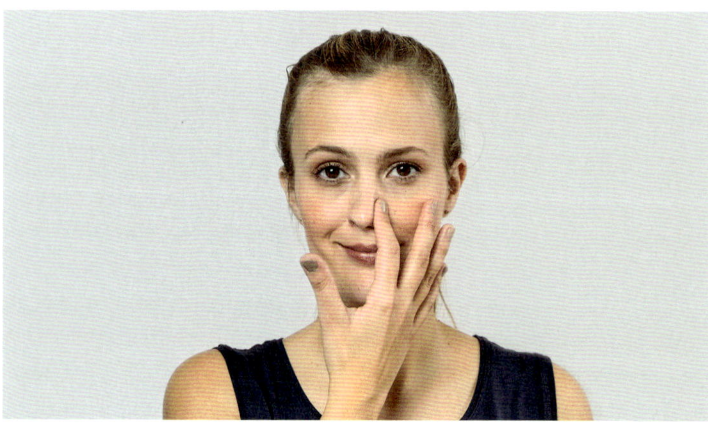

Nur durch ein Nasenloch ein- und durch das andere wieder ausatmen

3 **Massagetechniken entlang der Nase:** Eine Massage an den Nasenflügeln und über den Nasenrücken kann entspannend und wohltuend sein. Führen Sie mit den Fingern und dem Daumen kreisende und ausstreichende Bewegungen an, auf und um die Nase herum durch. Passen Sie den Druck an Ihre Bedürfnisse (Empfindlichkeit) an. Seien Sie sanft zu sich. Damit bewirken Sie eine örtliche stärkere Durchblutung der Nasenregion, die Nasenschleimhaut wird aktiviert und in der gesamten Nasenregion die Wahrnehmung für die Atmung verbessert.

4 **Nasenduschen:** Anfangs sicherlich gewöhnungsbedürftig, doch sehr hilfreich: Spülungen der Nase mit Salzwasser unterstützen die natürlichen Funktionen der Nasenhöhlen. Sie helfen dabei, Sekretansammlungen zu lösen, die Nasenhöhle wieder freizubekommen und dann auch wieder frei durchatmen zu können. Dazu gibt es spezielle Nasenspülsets, sog. Nasenduschen, die sich hervorragend dafür eignen.

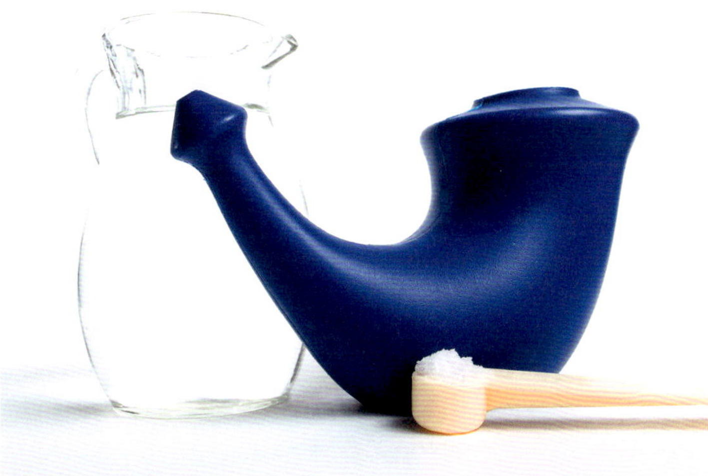

Spülungen mit Salzwasser unterstützen die natürlichen Funktionen der Nasenhöhlen.

Nasennebenhöhlen

Ein System von Hohlräumen und Gängen bilden die sogenannten Nasennebenhöhlen. Wenn wir die Atemfunktionen verstehen wollen, führt kein Weg an einer kleinen Höhlenforschung vorbei. Die Nasennebenhöhlen sind immer paarig, also seitengleich, in der rechten und linken Schädelhälfte angelegt und durch kleine dünne Gänge (den sogenannten *Ostien*) mit den Nasenhöhlen verbunden. Insgesamt haben wir vier Nasennebenhöhlen in jeder Schädelhälfte.

Ziemlich mittig in der Stirn, oberhalb der Nase und der Augenbrauen, liegen die Stirnhöhlen (*Sinus frontales*). Zwischen der Nase und dem inneren Augenwinkel liegen die Siebbeinzellen (*Sinus ethmoidales*). Dicht daran befinden sich die Keilbeinhöhlen (*Sinus sphenoidales*), die ziemlich in der Gesichtsmitte liegen und bis hinter die Augen reichen. Die größte der Nasennebenhöhlen, die Kieferhöhle (*Sinus maxillaris*), ist unter dem Auge im Oberkieferknochen eingebettet.

Da die Nasennebenhöhlen direkt mit der Nasenhöhle in Verbindung stehen, haben sie auch ähnliche und ergänzende Funktionen. Dies betrifft den Bereich der Lufterwärmung und der Immunabwehr. Auch die Nasennebenhöhlen sind mit einer Schleimhaut zur Abwehr von Erregern (Bakterien, Viren etc.) überzogen, die effektiv als Fremdkörperfilter eingesetzt wird.

!

Die Hohlräume der Nasennebenhöhlen verleihen unserer Stimme einen kräftigeren Ausdruck.

Die Nebenhöhlen verursachen häufig auch Veränderungen im Bereich der Druckverhältnisse im Schädel, z. B. durch Schwellungen der Schleimhäute. Damit sind sie nicht selten in komplexe Krankheitsgeschehen wie beispielsweise bei Kopfschmerzen und Gesichtsschmerzen involviert. Allein schon die Lage der Nebenhöhlen zeigt eine Übereinstimmung mit häufigen Schmerzorten bei bestehenden Kopf- und Gesichtsschmerzen. Bei einem einfachen Schnupfen schwellen die Nasenschleimhäute deutlich an und verhindern ein Abfließen des Schleims (Sekrets) aus den Nasennebenhöhlen.

BESONDERE PFLEGEHINWEISE UND ÜBUNGSTIPPS

5 **Heißer Wasserdampf oder Kamillendampf** löst festsitzendes Sekret und entspannt. Füllen Sie heiße Flüssigkeit in einen Kochtopf und lassen Sie das Ganze aufkochen. Dann halten Sie den Kopf darüber und bedecken ihn mit einem Handtuch. So können Sie den Dampf gezielt einatmen. Für die Nasennebenhöhlen ist es am effektivsten, wenn die Nase genau über dem Dampf positioniert ist und Sie gezielt durch die Nase einatmen.

6 **Trigger-Techniken mit dem Daumen oder Zeigefinger** wirken lokal schmerzreduzierend und entspannend. Zudem gleichen die lokalen äußeren Druckanwendungen den Druck in den Nasennebenhöhlen aus und helfen, das Sekret zu lösen. Viele Betroffene machen es ganz instinktiv: Drücken Sie mit Daumen oder Zeigefinger auf die schmerzhaften Stellen an der Stirn, dem inneren Rand des Auges oder auf den Knochen direkt unter dem Auge. Suchen Sie in diesen Regionen mehrere Stellen mit dem Druck auf und bearbeiten Sie die Punkte, die besonders druckempfindlich sind. Halten Sie den Druck bis zu 90 Sekunden und fühlen Sie die Veränderungen.

7 Eine sanfte **Massage** in den Gesichtsbereichen der Nasennebenhöhlen kann Ihnen ebenfalls schmerzlindernde Effekte sowie eine gesteigerte Wahrnehmung bringen und für eine angenehme Entspannung sorgen. Führen Sie dazu kreisende oder streichende Bewegungen unter dem Auge oder entlang des oberen Augenwulstes durch und passen Sie den Druck Ihrem Empfinden an.

8 **Druckausgleich:** Halten Sie Ihre Nase mit Daumen und Zeigefinger zu und pusten Sie sanft die Luft gegen die geschlossene Nasenöffnung. Der Druckausgleich findet hier nicht nur in der Ohrtrompete statt, sondern auch die Nasennebenhöhlen werden so besser durchlüftet.

Übersicht des Rachens mit Mandeln.

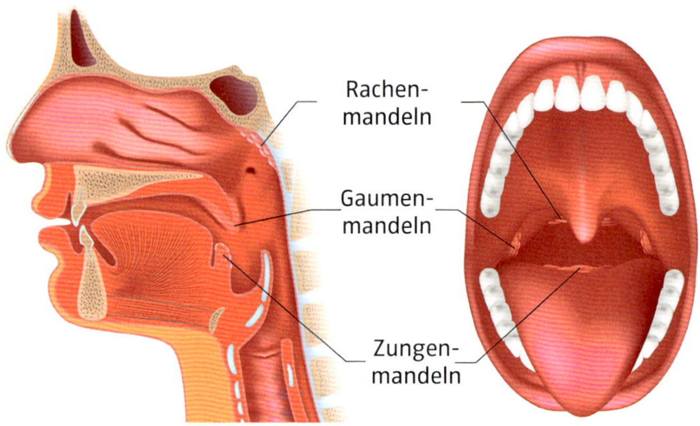

9 **Wärme** hilft dabei, festsitzendes Sekret zu lösen. Dazu eignet sich ein Kartoffelwickel, ein Kirschkernsäckchen oder eine einfache Wärmflasche. Bringen Sie die Wärmequelle direkt auf den schmerzenden Gesichtsbereich, z. B. die Stirn, die Innenseite der Augen neben der Nase oder auf den Bereich direkt unter dem Auge. Schützen Sie sich vor Verbrennungen: Die Haut im Gesichtsbereich ist sensibel, seien Sie also vorsichtig und legen Sie die Wärmequelle nicht zu heiß auf.

Mund-Rachen-Raum

Über den Mund nehmen wir neben Nahrung und Flüssigkeit auch Luft auf. Damit ist der Mund ebenfalls ein Teil unseres Atemsystems. Im Mund beginnt zudem die Verdauung (mit der Produktion von Speichelflüssigkeit) und damit findet auch hier eine erste Maßnahme zur Immunabwehr statt. Die natürliche Keimflora im Mund wirkt wie ein Schutzschild für Eindringlinge und Erreger, die mit der Nahrung oder der Atemluft aufgenommen werden. Der Rachen verbindet die Mundhöhle mit der Speiseröhre und die Nasenhöhle mit der Luftröhre. Hier kreuzen sich

Luft- und Nahrungs- bzw. Flüssigkeitswege, und nicht selten kommt es während einer hektischen Schluck- und Atemaktion zu einem kleinen Durcheinander mit Verschlucken und anschließendem Husten. Im Rachen werden also Luft, Nahrung und Flüssigkeiten von Mund und Nase bis zum Kehlkopf transportiert. Im Rachen liegen auch die sogenannten Mandeln. Die Mandeln (Rachen-, Gaumen- und Zungenmandeln) bilden eine innere Schranke unseres Abwehrsystems gegen Keime, Bakterien, Viren und alle anderen Erreger.

BESONDERE PFLEGEHINWEISE UND ÜBUNGSTIPPS

10 Mit der Zunge **den Mundraum erfahren und massieren:** Fahren Sie mit der Zunge an den Zähnen entlang und versuchen Sie, die Innen- und Außenseiten Ihrer Zähne abzutasten und dabei die Mundschleimhaut sanft zu massieren. Drücken Sie mit der Zunge sanft gegen den Gaumen und versuchen Sie am Gaumen entlang nach hinten zu fahren. Wechseln Sie die Stärke des Druckes Ihrer Zunge. Sie können mit der Zunge gerade nach hinten streichen, oder Sie führen kleine kreisende Bewegungen mit der Zungenspitze am Gaumen durch. Im Gaumen sitzen viele freie Nervenendigungen, die Sie mit dieser gezielten Bearbeitung stimulieren und für eine verbesserte Wahrnehmung einsetzen können. Variieren Sie dabei Druck und Ausmaß der Bewegungen und genießen Sie die eintretende Entspannung.

11 Achten Sie auf eine umfassende **Zahnhygiene,** um die Mundflora im Gleichgewicht zu halten. Denn Erreger, Keime, Bakterien und Viren im Mundraum können auch mit der Atemluft in die Lunge gelangen und dort Infektionen auslösen. Also gilt auch hier: besser vorbeugen als auskurieren.

12 Benutzen Sie ab und zu eine **Mund-Rachen-Spülung.** Gurgeln Sie mit lauwarmem Wasser, Kamillentee oder mit einer Mundspülung zur Reinigung des Mund-Rachen-Raumes.

Special: Wenn die Atmung Geräusche macht – Schnarchen

Eine besondere Form der Geräuschatmung, vor allem der ungeliebten, stellt das Schnarchen dar. Diese Geräusche entstehen in den oberen Atemwegen und liefern Gesprächsstoff, Zündstoff in der Partnerschaft und sorgen für Bewegung.

Meist schnarchen wir im Schlaf, unbemerkt von uns selbst, sehr zum Leidwesen unserer Bettgenossen. Als Ursache für diese Geräuschentwicklung sind weniger Boshaftigkeit oder Nachlässigkeit zu nennen als vielmehr die Summe der Veränderungen in den oberen Atemwegen. Diese beeinflussen dann den Luftstrom und machen ihn für alle in der näheren Umgebung geräuschhaft erfahrbar. Als Ursache kommt hier alles infrage, was den Atemweg enger macht. Also auch ein profanes Anschwellen der Nasenschleimhaut bei einem einfachen Schnupfen oder einer unspektakulären allergischen Reaktion (z. B. gegen Hausstaubmilben oder Pollen), vergrößerte Mandeln, Polypen, eine verkrümmte Nasenscheidewand oder ein Elastizitätsverlust der Gaumensegel und eine reduzierte Aktivität der Mundbodenmuskulatur. All diese Faktoren beeinflussen den Weg, den unsere Atemluft nimmt, und können für dabei entstehende Geräusche haftbar gemacht werden.

Schnarchen entsteht meist beim Schlafen auf dem Rücken. In Rückenlage kann sich der Unterkiefer nach hinten verlagern (er folgt einfach dem Ruf der Schwerkraft) und so die Atemwege enger machen. In diesen Fällen kann eine spezielle zahnmedizinische Aufbiss-Schiene, eine Protrusionsschiene, die den Unterkiefer wieder etwas nach vorne holt und hält, dabei helfen, die Geräusche zu reduzieren.

Mit zunehmendem Lebensalter verlieren viele unserer Körpergewebe auch noch an Elastizität und Spannkraft. So auch die Gaumensegel. Dies ist ein weiterer Grund dafür, weshalb das Schnarchen mit vermehrter Lebenserfahrung zunimmt.

Auch gegen die lästigen Atemgeräusche während des Schlafens können gezielte Übungen das Leiden für alle Beteiligten reduzieren und dabei helfen, den Frieden während der Nachtruhe wiederherzustellen. Das Ziel des Trainings ist hierbei, eine Verbesserung des Luftstromes durch die oberen Atemwege zu erreichen. Dazu zählt vor allem die Kontrolle über die Zunge, die Gaumensegel, die Mundboden- und die Kiefergelenksmuskeln. Entsprechende Studien zeigen, dass z. B. spezielle Zungenübungen das Schnarchen reduzieren können.

ZUNGENÜBUNGEN

Zur Verbesserung der Elastizität der Mundbodenmuskulatur und Aktivierung der Gaumensegelmuskeln.

13 **Zunge an der Innenseite der Zähne:** Legen Sie Ihre Zunge von innen an die oberen Schneidezähne. Nun bewegen Sie Ihre Zunge abwechselnd an den linken und rechten Eckzahn. Nach jedem Eckzahnkontakt legen Sie Ihre Zunge wieder kurz an die Schneidezähne. Berühren Sie jeden Eckzahn 10-mal mit Ihrer Zungenspitze und wiederholen Sie dies für jeden Eckzahn 2-bis 3-mal.

14 **Mit der Zunge auf der Kaufläche der Zähne:** Dabei fahren Sie auf der Kaufläche Ihrer Zähne bis an den letzten Backenzahn, variieren dabei den Druck der Zunge auf die Zähne und kehren wieder nach vorne, an die Schneidezähne zurück. Diese Bewegung führen Sie im Oberkiefer und im Unterkiefer 2-bis 3-mal nach rechts und links durch.

15 **Koordination:** Legen Sie Ihre Zunge an den rechten oberen Eckzahn. Bewegen Sie nun Ihren Unterkiefer mittig unter die Zunge. Der Unterkiefer bleibt nun in dieser Position, während sich die Zunge vom rechten oberen Eckzahn löst und an den linken oberen Eckzahn wandert. Erst jetzt folgen Sie mit Ihrem Unterkiefer wieder unter die

Zunge und den linken oberen Eckzahn. Machen Sie in jede Richtung dieselbe Anzahl an Bewegungen.

GAUMENÜBUNGEN

Eine Aktivierung der Gaumensegelmuskeln kann ebenfalls gezielt durch einfache Übungen oder Aktivitäten unterstützt und verbessert werden. Da die Atmung – und dabei das aktive Gaumensegel – ein Automatismus in unserem Körper ist, müssen wir hier lediglich für einen verstärkten Gebrauch sorgen. Dann treten auch Trainingseffekte ein. Mit diesen einfachen Tipps aktivieren Sie Ihre Gaumensegel effektiv:

16 **Singen:** Tägliches Singen kann Schnarchen stoppen oder zumindest reduzieren. Beim Singen spielen wir mit der Stärke und der Tonvielfalt unserer Stimme. In den Nasennebenhöhlen findet eine verstärkte Durchlüftung statt und die Gaumensegel werden automatisch mit aktiviert.

17 Zudem helfen auch **einfache körperliche Aktivierungen** dabei, die Gaumensegel verstärkt in Bewegung zu bringen. Das Anheben des Gaumensegels kann beispielsweise durch einfachste Bewegungsübungen, die tendenziell vom Körper weg gerichtet sind, besonders forciert werden: einen Ball prellen, sich einen Ball zuwerfen, Ball an eine Wand werfen, beim Spazierengehen Steine auf den Weg nach vorne werfen, Liegestütze (Steigerung: an Wand, am Tisch, am Boden), Stuhl durch das Zimmer schieben.

18 **Das Absenken des Gaumensegels** kann ebenfalls durch Bewegungsaktivitäten, die zum Körper hin gerichtet sind, wie Tauziehen, Rechen und Harken in Garten, verbessert werden.
Wichtig: Für einen optimalen Effekt auf die Aktivität der Gaumensegelmuskeln sollten Sie diese Übungen mit geschlossenem Mund machen.

KIEFERÜBUNG

Auch Kieferübungen können durch die Aktivierung der Mundbodenmuskeln, der Kaumuskeln und der Gaumensegel eine Reduzierung von Schnarchgeräuschen bewirken und so für eine entspannte Schlafsituation sorgen.

19 **Seitbewegung des Unterkiefers:** Zeigen Sie sich selbst die Zähne vor einem Spiegel. Öffnen Sie den Mund etwas. Bewegen Sie Ihren Unterkiefer zuerst 20-mal nach rechts und dann 20-mal nach links. Stoppen Sie immer in der Mitte und verhindern Sie ein Bewegen von ganz rechts nach ganz links. Zur Orientierung können Sie die Mittellinie zwischen den Schneidezähnen Ihres Ober- und Unterkiefers heranziehen. Stoppen Sie die Bewegung in der Mitte immer dann, wenn die Mittellinie der unteren Zähne genau unter der Mittellinie der oberen Zähne steht. Machen Sie 20 Wiederholungen von dieser Übung in drei Durchgängen in jede Richtung.

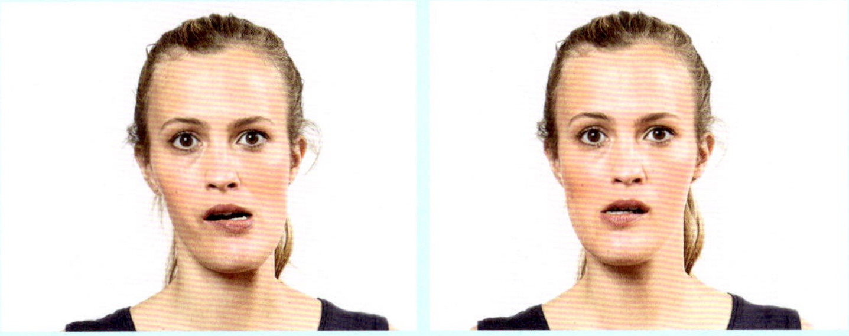

Unterkiefer nach links und rechts verschieben

Diese Übung sollten Sie anfangs vor einem Spiegel machen. So erreichen Sie eine bessere Bewegungskontrolle. Nach 2 bis 3 Tagen können Sie die Übung dann meist schon korrekt überall durchführen, z. B. beim Autofahren, Spazierengehen oder, für ganz Mutige, beim Anstehen in der Warteschlange beim Einkaufen.

Die unteren Atemwege

Die unteren Atemwege beginnen mit dem Kehlkopf und umfassen die Luftröhre, die Bronchien mit den kleineren Verzweigungen der Bronchiolen und letztlich die Alveolen – also die kleinen Lungenbläschen, in denen der Austausch der Atemgase stattfindet.

Kehlkopf

Der Kehlkopf stellt den Übergang der oberen Atemwege in die unteren Atemwege dar, hier werden Luft, Nahrung und Flüssigkeiten in den richtigen Transportweg geleitet. Zudem ist es der Ort der Stimmbildung. Bei der Atmung ist der Kehldeckel nach oben gestreckt und lässt so die von hinten kommende Luft aus der Nasenhöhle in die Luftröhre passieren. Beim Schlucken klappt sich der Kehldeckel nach unten, verschließt die Luftröhre und schützt so die unteren Atemwege vor einem versehentlichen Eintritt von Speisebrei und Flüssigkeiten. Diese gelangen über die Speiseröhre in den Verdauungstrakt. Die Klappbewegung des Kehldeckels wird durch das Anheben der Gaumensegel und die Anspannung der Mundbodenmuskulatur ausgelöst. Dieser Mechanismus schützt uns davor, dass der Speisebrei einen falschen Weg nimmt und wir uns verschlucken.

BESONDERE PFLEGEHINWEISE UND ÜBUNGSTIPPS

20 **Tasten Sie Ihren Kehlkopf** mit den Fingerspitzen an der Vorderseite Ihres Halses und halten Sie ihn sanft seitlich fest. Nun strecken Sie den Kopf in den Nacken und fühlen dabei das Straffen der Halsregion und das „Ziehen" am Kehlkopf. Wenn Sie das Gewebe hierbei sanft halten, spüren Sie, wie es sich beim Anheben des Kopfes Ihrem Griff entzieht – so entsteht ein kontrollierter Massageeffekt. Beim Beugen des Kopfes nach vorne (zum Brustbein hin) bewegen sich die Halsmuskeln und -faszien gegen den Kehlkopf nach unten. Spüren Sie die Bewegungen um den Kehlkopf und die Bewegungen des Kehlkopfes

selbst. Allein mit diesen kleinen Kopf- und Nackenbewegungen und einem variablen Druck oder Halten der Hand am Kehlkopf können Sie den gesamten Bereich herrlich lösen und beweglich machen.

21 Sanfte **Massagen** am Kehlkopf: Tasten Sie die Spangen des Kehlkopfes von außen sanft ab. Versuchen Sie nun den Kehlkopf sanft nach rechts und links zu verschieben. Spüren Sie, wie weit sich Ihr Kehlkopf nach rechts und links verlagern lässt, und vergleichen Sie die Beweglichkeit. Bei dieser Bewegung kann, durch die Spangen des Kehlkopfes, ein „Rumpeln" entstehen. Das ist normal.

22 Lassen Sie Ihre **Arme baumeln** und schütteln Sie die Hände und Unterarme wechselseitig aus. Atmen Sie auf den Laut „brrrr ..." langsam und kontrolliert aus und fühlen Sie die Entspannung der Kehlkopfregion. Variieren Sie die Länge und die Lautstärke (Intensität) des Ausatemlauts („brrrr ...") dabei.

23 **Gurgeln** Sie mit lauwarmem Wasser oder Tee. Kräutertee, wie z. B. Salbei- oder Kamillentee, ist für seine entspannende Wirkung besonders bekannt.

Luftröhre

Direkt unterhalb des Kehlkopfes beginnt die 10 bis 12 cm lange Luftröhre, die unsere Atemluft in die Bronchien und in die Lunge leitet. Diese Verbindungsröhre kann sich dank ihrer großen Flexibilität und Beweglichkeit allen Körperhaltungen und Bewegungen anpassen. Dabei wird sie von Knorpelspangen stabilisiert. In etwa der Höhe des fünften Brustwirbels geht die Luftröhre in die Bronchien über und leitet die Luft weiter in Richtung der Alveolen.

ÜBUNGSTIPPS

24 Atmen Sie langsam ein und **drehen Sie dabei den Kopf nach rechts.** Nehmen Sie wahr, wie sich der Hals, der Kehlkopf und auch die Luftröhre dabei bewegen und sich auch gegeneinander verschieben. Lösen Sie die Drehung mit einer Ausatmung auf. Drehen Sie den Kopf beim Einatmen auch nach links und vergleichen Sie die Bewegungen und die Atmung (evtl. dabei auftretende Geräusche, Verwirbelungen der Atemluft im Seitenvergleich etc.). Führen Sie die Drehbewegungen in verschiedenen Geschwindigkeiten aus und vergleichen Sie Ihre Atmung dabei. Beachten Sie dabei auch einmal verstärkt die Ausatmung. Machen Sie z. B. mehrere Drehbewegungen des Kopfes nach rechts mit einem langen Einatmen und drehen Sie mehrmals nach links mit dem Ausatmen – und umgekehrt.

25 Legen Sie Ihre **Hände über Kreuz** auf die Schultern und drehen Sie mit einer verstärkten Atmung den gesamten Oberkörper nach rechts und links. Variieren Sie wieder die Drehgeschwindigkeit und koppeln Sie die Einatmung z. B. mit der Drehung des Oberkörpers nach links – die Ausatmung mit der Drehung nach rechts. Und natürlich auch wieder umgekehrt.

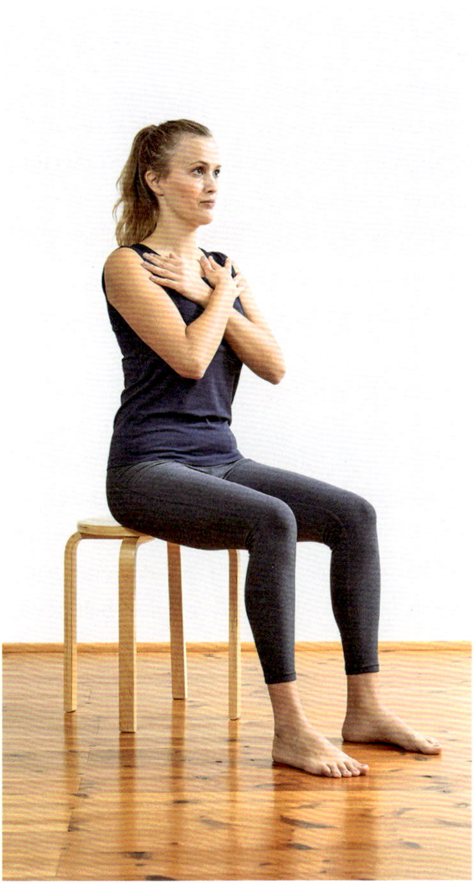

Hände überkreuz

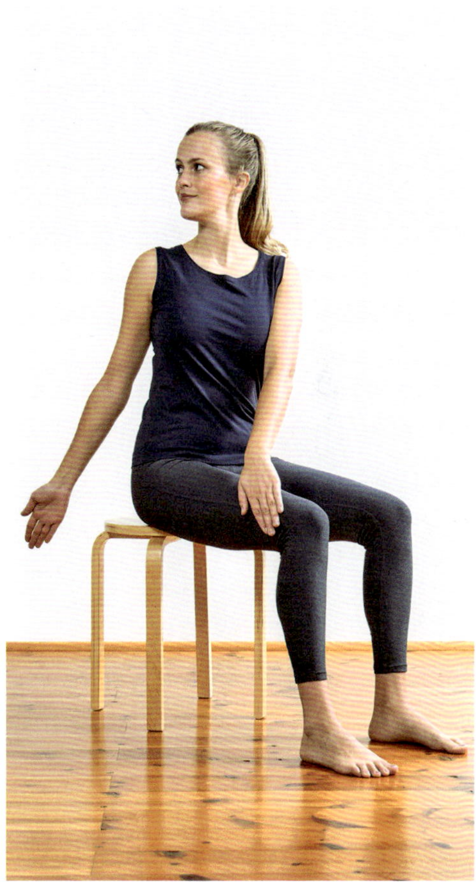

Drehung des gesamten Oberkörpers

26 Neigen Sie den Kopf mitsamt Oberkörper abwechselnd etwas nach rechts und links und spüren Sie, wie sich Ihre Atmung und der Weg der Luft dabei verändert. Achten Sie vor allem wieder auf Seitenunterschiede, wenn Sie den Oberkörper nach rechts und links neigen, und variieren Sie dabei die Bewegungsgeschwindigkeit und Ihre Atemtiefe. Ihre Luftröhre wird sich diesen Bewegungen elastisch anpassen und Sie spüren eine Veränderung der Luftzirkulation. Verbleiben Sie zwischendurch auch mal für ein paar Atemzüge auf einer Seite.

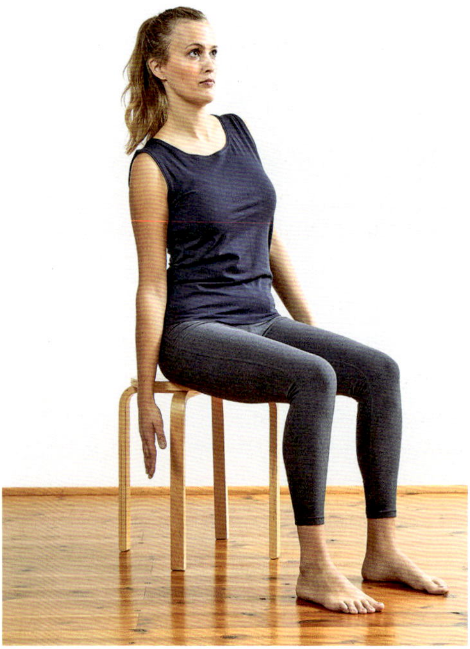

Neigung des Oberkörpers nach rechts

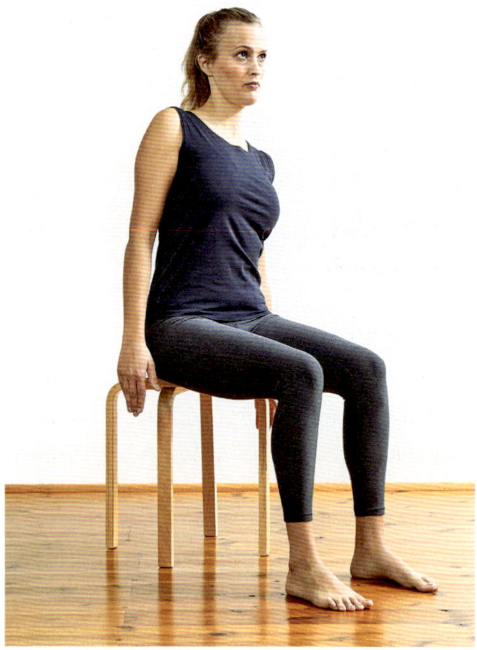

Neigung des Oberkörpers nach links

Bronchien und Bronchiolen

Die Bronchien sind die letzten zuführenden Luftwege vor den Lungenbläschen und gleichen in ihrem Aufbau einem Baum. Vom „Stamm“ aus verzweigt sich der Bronchialbaum immer weiter in die Lungen bis zu den „Blättchen“, den Lungenbläschen.

Die Hauptaufgabe dieses Geflechts besteht in der möglichst großflächigen und weiträumigen Verteilung der Atemluft, um so den Sauerstoff bestmöglich auszuschöpfen. Die Atemluft soll damit in jede auch noch so weit entfernte Alveole geleitet werden. Das Bronchialsystem ist mit feinsten Muskeln durchzogen, die sich z. B. beim Husten oder auch bei einem stark forcierten Ausatmen zusammenziehen und wieder lockern können. Durch das Wechselspiel von Anspannung und Entspannung dieser Muskeln und dem dadurch verursachten Druckwechsel wird unter anderem auch der Transport der Atemluft und der Austausch von Sauerstoff und CO_2 sichergestellt, angepasst und auf die aktuellen Bedürfnisse hin optimiert.

Lungenbläschen

Diese 300 Millionen Miniballons in traubenförmiger Anordnung sind die kleinsten Funktionseinheiten der Lunge und sind für ihre wichtige Aufgabe intensiv, fast luxuriös gut durchblutet. Jedes Lungenbläschen, fachsprachlich Alveole, hat etwa 1000 Kapillargefäße, die für eine möglichst große Austauschfläche der Atemgase sorgen. Mit jedem Atemzug gelangt hier der enthaltene Sauerstoff der zugeführten Atemluft sehr schnell durch die Blut-Luft-Schranke in die kleinen Blutgefäße. Von dort geht es zum Transport über den Blutweg in entfernt liegende Organe, Nerven, Muskeln und alle Gewebe, die Sauerstoff zur Arbeit benötigen. Das im „verbrauchten“ Blut enthaltene und transportierte Kohlendioxid nimmt den umgekehrten Weg. Es wird über die Blut-Luft-Schranke in die Atemluft abgegeben und wird dann wieder über die Lunge und die Atemwege nach außen abgeatmet. Um

!

Nur durch eine effektive Atemmuskulatur können sich die Lungenflügel optimal ausdehnen und die Alveolen perfekt mit Luft gefüllt werden.

die Funktionsfähigkeit der Alveolen zu stärken, ist es wichtig, die gesamte Atemmechanik zu unterstützen, also die Atemmuskeln zu trainieren.

BESONDERE PFLEGEHINWEISE UND ÜBUNGSTIPPS FÜR BRONCHIEN UND ALVEOLEN

27 Verbessern Sie die Beweglichkeit Ihres Brustkorbes durch eine optimierte Brustatmung. Mit zusätzlichen Mobilisationsübungen verbessern Sie die Weitung Ihres Brustkorbes und können mehr Atemluft aufnehmen. Übungen dazu finden Sie ab Seite 80.

28 Trainieren Sie Ihre Bauchatmung und stärken Sie Ihr Zwerchfell, so kann die Lunge bis in die kleinste Alveole belüftet werden. Übungen dazu finden Sie ab Seite 86.

29 Lernen Sie, Ihre Atemluft mit einer effektiven Flankenatmung zu lenken. Das gezielte Atmen in eine Seite des Brustkorbes mobilisiert die Rippengelenke an Brustbein und Wirbelsäule und lässt sie beweglicher werden, im Rhythmus der Atmung „tanzen". Übungen dazu finden Sie ab Seite 90.

Atmung – Bewegung, Muskeln und Mechanik

Bewegung ist die treibende Kraft unseres Organismus. Alles was lebt, bewegt sich, und Stillstand ist Rückschritt und gefährdet unsere Lebenssituation. Der menschliche Körper lebt von Bewegung, denn Bewegung lässt Sauerstoff und Blut zirkulieren und: Was nicht bewegt wird, schrumpft. Das gilt auch für die Atmung und das Atemsystem. Erst das ausgetüftelte Ineinandergreifen vieler kleiner mechanischer Komponenten im Bewegungsreigen befähigt das Atemsystem zu seinen außergewöhnlichen Leistungen und liefert uns mit dem Sauerstoff für die Zellen das kostbare menschliche Lebenselixier: nämlich für unseren Körper verwertbare Energie.

Es bewegt sich was beim Atmen. Der eingespielte Tanz zwischen Ein- und Ausatmung wirkt sich in punkto Bewegung vielfältiger aus, als der reine Luftstrom in den Atemwegen vermuten lässt. Auch schon beim unangestrengten und normalen Atmen in Ruhe wird der Körper herausgefordert, sich zu regen. Der Brustkorb hebt und senkt sich mit der Atmung, und auch die Bauchdecke reagiert auf die Atemaktivität und ermöglicht durch Heben und Senken die Ausdehnung der Lunge.

Dabei bewegen sich nicht nur die knöchernen Bestandteile des Brustkorbes, sondern vielmehr alle sich in der unmittelbaren Umgebung befindenden Strukturen. An den Knochen sind die Weichteile befestigt, die sich ebenfalls in den Bewegungskanon einordnen. Zu den Weichteilen gehören neben den Muskeln vor allem die bindegewebigen Hüllen, also die Faszien. Diese müssen synchron zu den Gelenk- und Knochenbewegungen elastisch aneinander vorbeigleiten, um den Knochen nicht steif in die Quere zu kommen und damit auch die Ausdehnung der Lunge zu behindern. Man kann also ohne Übertreibung sagen: Steif bewegt nicht nur schlecht, sondern atmet auch noch unzureichend.

> **!**
> Für eine optimale Atmung braucht es einen flexiblen Brustkorb und elastische Faszien.

Atemphasen und die darin stattfindenden Vorgänge

EINATMUNG	AUSATMUNG
• Durch Anheben des Brustkorbes, das Weiten der Rippen und das Absenken des Zwerchfells vergrößert sich das Volumen des Brustkorbes. • Das Lungenfell macht diese Vergrößerung mit, und so entsteht ein Unterdruck in der Lunge. • Die Luft folgt diesem Druckgefälle und strömt in die Lunge ein. • Die Einatmung ist passiert.	• Passive Rückstellkräfte ziehen die Lunge wieder zusammen. • Bei verstärkter Ausatmung spannen auch Atemmuskeln (Bauchmuskeln, Zwischenrippenmuskeln) mit an. • Es entsteht ein Überdruck in der Lunge. • Die Luft folgt wieder dem Druckgefälle und verlässt die Lunge • Die Ausatmung ist passiert.

Die Lunge liegt wie ein Luftballon eingebettet im Brustraum und erstreckt sich etwa von der ersten bis zur achten Rippe. Dabei wird die Lunge von allen Seiten von knöchernen Schutzeinrichtungen umschlossen.

Das auf der Vorderseite liegende Brustbein und die rückseitig gelegene Wirbelsäule verbinden sich mit den Rippen, und das gesamte Konstrukt des Brustkorbes umschließt und schützt diesen wertvollen und lebensspendenden Ballon. Am Brustbein und der Wirbelsäule sind gemeinsame Gelenke mit den Rippen zu finden, die für die Beweglichkeit des Brustkorbes und damit auch für den Freiraum und die Ausdehnungsfähigkeit der Lunge mitverantwortlich sind. In diesen Gelenken können sich die Rippen so bewegen, dass sie bei der Einatmung sozusagen auf Exkursion gehen und im wahrsten Sinne des Wortes ausfahren. Mit der Ausatmung machen sich die Rippen auf den Weg in die Gegenrichtung und fahren in die Ausgangsposition zurück: Der Brustkorb wird wieder enger.

Um diese mechanischen Besonderheiten für eine bessere Atemfähigkeit nutzen zu können, ist es wichtig, etwas mehr über die einzelnen Phasen der Atmung zu erfahren. Lassen Sie uns einen gemeinsamen Blick darauf werfen und dabei lernen, die einzelnen Komponenten und Phasen mit entsprechenden Übungen zu verbessern. Vor jeder Übungspraxis steht ein intensives Kennenlernen der Funktionen und der Möglichkeiten.

Schutzeinrichtung für die Lunge – der knöcherne Brustkorb.

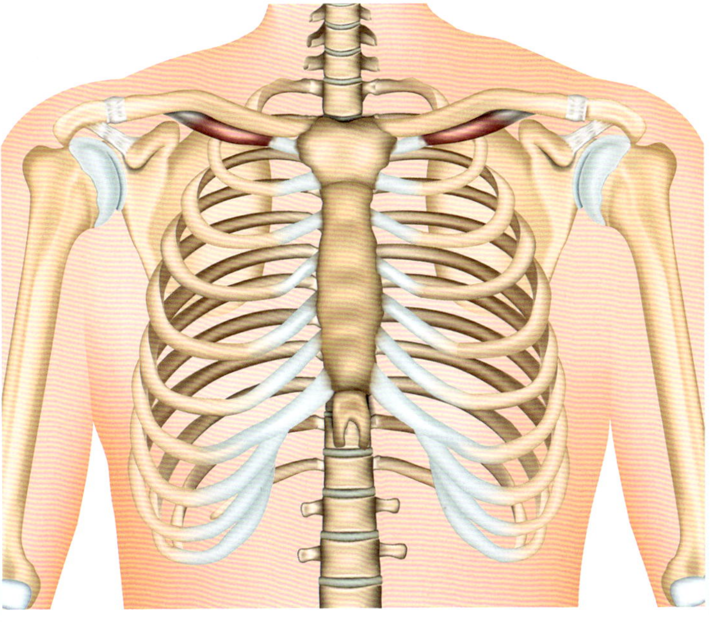

Die Einatmung

Während der Einatmung sind hauptsächlich drei Muskelbereiche, die sogenannte Einatemmuskulatur, aktiv und unterstützen nach bestem Funktionsvermögen die Versorgung des Organismus mit Atemluft.

Das **Zwerchfell** ist als eigentlicher Atemmuskel die treibende Kraft für das Einströmen der Luft in die Lunge. Durch die Anspannung senkt sich das Zwerchfell nach unten ab und verdrängt damit die Bauchorgane ebenfalls nach unten vorne. Das ist daran zu erkennen, dass sich die Bauchdecke leicht nach vorne wölbt und so Platz für die Organe schafft. Diese Verlagerung verursacht einen nach unten gerichteten Sog, der einen Unterdruck in der Lunge auslöst. Der entstehende Unterdruck löst dann das Einströmen der Atemluft in die Lunge aus.

Muskeln des Bewegungs- und Haltungsapparates heben den Brustkorb und die Schultern nach oben an und sorgen so für eine freie Ausbreitung der Lunge. Die Muskeln der Hals-Nacken-Region heben die erste und zweite Rippe, das Schlüsselbein und die Schultern nach oben an. Diese Stellung des Brustkorbes verschafft der Lunge die Möglichkeit, sich freier nach oben auszudehnen und unterstützt so auch die erforderlichen Druckveränderungen, die dann letztlich die Atemluft in die Lunge bringen.

Die **Zwischenrippenmuskeln** heben und weiten die Rippen nach außen und spannen damit den Brustkorb auf. So sorgen sie während der Phase der Einatmung für einen größeren Durchmesser des Brustkorbes. Diese Weitung des Brustkorbes gibt wiederum der Lunge mehr Freiheit, sich zu entfalten, Atemluft einzusaugen und den Sauerstoff bis in jeden kleinsten Winkel der Lungenbläschen zu verteilen. Dabei spricht man auch von der Belüftung der Lunge. Sind diese Muskeln nur eingeschränkt oder schlecht funktionsfähig, weil sie verletzt, nur einseitig (monoton) genutzt oder einfach untrainiert sind, können sie eine effektive Atmung auch erschweren oder sogar behindern.

Da es sich bei diesen Muskeln (Schulter-Nacken-Muskeln, Zwischenrippenmuskeln und Bauchmuskeln) um Muskeln des Bewegungsapparates handelt, wirken sich auch Faktoren wie Körperhaltung, Muskelspannung, Stresszustand und emotionale Anspannung oder Bewegungsausgleich durch Sport und Training direkt auf die Atmung aus. Somit lässt sich die Atmung auch durch einen ausgeglichenen Muskel- und Bindegewebszustand (Trainingszustand) des Bewegungsapparates unterstützen und verbessern.

Sind wir beispielsweise Vielsitzer und fehlt unserer oberen Wirbelsäule der bewegende Ausgleich, kann sich das in einer erschwerten oder reduzierten Atemfähigkeit bemerkbar machen. Eine geringere Atemkapazität mit reduzierter Aufnahmefähigkeit von Sauerstoff zeigt sich dann gerne in Form von Konzentrati-

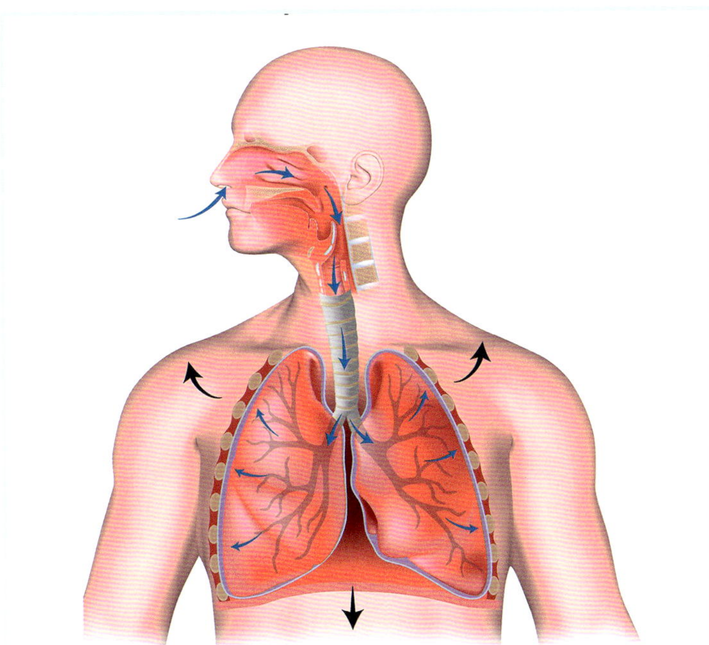

Brustkorb- und Bauchbewegungen bei der Einatmung – mit der Zwerchfellabsenkung entspannt sich die Bauchmuskulatur und die Bauchdecke wölbt sich locker nach vorne.

onsverlust, einer beschleunigten Ermüdung (auch bei der Arbeit), Schlafstörungen (Einschlaf-, Durchschlaf- oder auch Ausschlafstörungen) oder in einer geringeren Stresstoleranz und manchmal auch in einer regelrechten inneren Gereiztheit.

Es sind häufig Kleinigkeiten, die zu diesen Problemen führen und Atemhindernisse sein können:

- Geringe Spannungskontrolle der Bauchmuskulatur (kein kontrolliertes Gefühl für die Anspannung und Entspannung der Bauchmuskeln)
- Zu kleine Zwerchfellbewegungen (geringe Spannung)
- Einseitiges Sitzverhalten (eingesunkene Sitzpositionen)
- Verspannte Schulter-Nacken-Muskeln (geringere Anhebung des Brustkorbes beim Atmen)
- Zu viel Spannung in der Brustmuskulatur mit nach vorne gezogenen Schultern
- Mangelnde Aufrichtung der Wirbelsäule (reduziertes Körpergefühl und reduzierte Bewegungskontrolle)

BESONDERE PFLEGEHINWEISE UND ÜBUNGSTIPPS FÜR DIE PHASE DER EINATMUNG

30 **Der Atmung nachspüren:** Legen Sie sich eine Wärmequelle (Kirschkernsäckchen oder Bettflasche) auf den Schulter-Nacken-Bereich oder auch auf die Bauchmuskeln. Wärme führt zu einer Entspannung der Muskulatur, steigert die Durchblutung und verbessert die Wahrnehmung der erwärmten Körperbereiche. Genießen Sie die Wärme für 2 bis 5 Minuten und spüren Sie dabei Ihrer Atmung nach.

31 **Arme anheben:** Nehmen Sie die Arme seitlich nach oben, bis die Oberarme neben den Ohren sind und Ihre Arme senkrecht nach oben zeigen. Das Anheben der Arme nimmt den Brustkorb mit nach oben und weitet den Brustraum für eine leichtere Einatmung. Führen Sie die Armbewegung beidseitig aus und wiederholen Sie die Bewegung 20-mal in 3 bis 4 Durchgängen – und atmen Sie dabei verstärkt ein.

32 **Den Oberkörper nach hinten strecken:** Diese Bewegung können Sie im Sitzen oder auch im Stehen durchführen. Legen Sie Ihre Arme dabei über Kreuz auf die Schultern und neigen Sie Ihren Oberkörper kontrolliert nach hinten. Spüren Sie nach, wie weit sich der Brustkorb mit nach oben bewegt und locker anheben lässt. Machen Sie davon 3 bis 4 Durchgänge mit je 20 bis 30 Wiederholungen der Bewegung. Zusätzlich können Sie in diese Bewegung auch die Arme integrieren und diese mit nach hinten oben strecken.

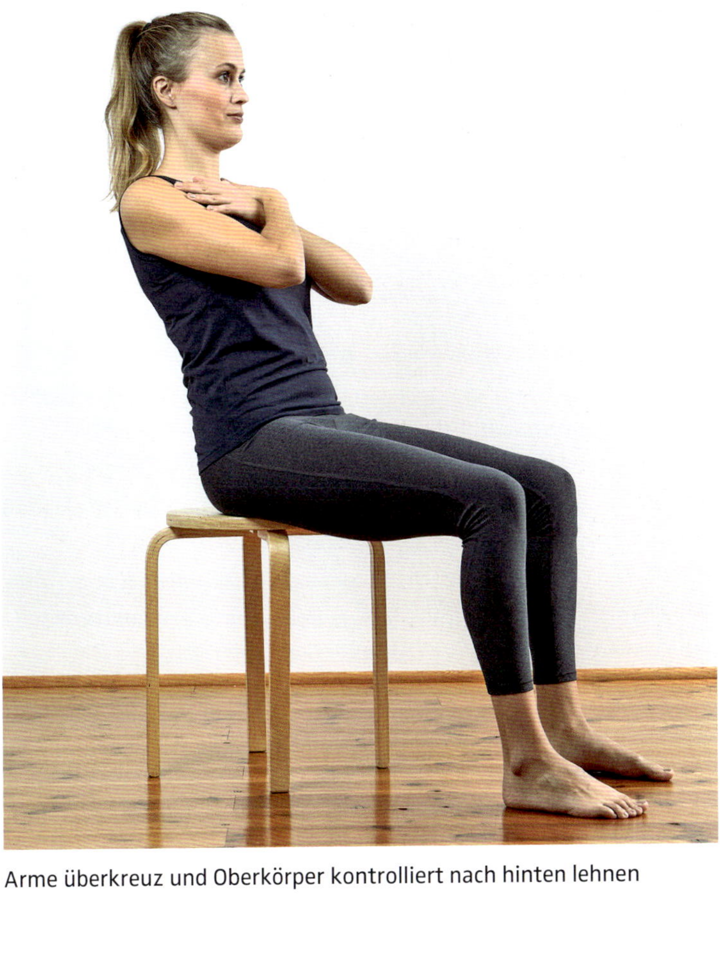

Arme überkreuz und Oberkörper kontrolliert nach hinten lehnen

33 **Schultern kreisen:** Diese Übung können Sie wieder sowohl im Sitzen wie auch im Stehen durchführen. Lassen Sie Ihre Schultern langsam nach hinten kreisen. Beginnen Sie mit kleinen kreisenden Bewegungen und lassen Sie die Kreise langsam größer werden. Sie können die Schultern einzeln und nacheinander kreisen lassen, oder Sie bewegen beide Schultern gleichzeitig. Variieren Sie. Verändern Sie auch zwischendurch das Bewegungstempo und führen Sie langsame und schnellere Kreisbewegungen durch.

Gezieltes Muskeltraining für die Einatmung

Mit dem Anspannen senkt sich das Zwerchfell (*Diaphragma*) nach unten und löst damit einen Unterdruck in der Lunge aus – die Atemluft kann einströmen. Bei der Ausatmung drückt das Zwerchfell passiv nach oben und presst die Luft aus der Lunge.

SO TRAINIEREN SIE IHR ZWERCHFELL

34 **Verstärkte Bauchatmung:** Atmen Sie tief durch die Nase ein und lassen Sie die Luft weit nach unten strömen. Spüren Sie, wie sich Ihre Bauchdecke nach vorne wölbt. Lassen Sie die Luft langsam und kontrolliert wieder durch Mund und Nase entweichen. Machen Sie hier 3 bis 4 Durchgänge mit je 6 bis 8 tiefen Atemzügen.

35 **Erschwerte Bauchatmung:** Legen Sie sich auf den Rücken und positionieren Sie Ihre Hände auf dem Bauch. Spüren Sie bei jedem Atemzug, wie sich die Bauchdecke und Ihre Hände anheben. Geben Sie sich einen leichten Widerstand, indem Sie während der Einatmung mit den Händen leicht gegen die Bauchdecke drücken. So erschweren Sie die Bewegung des Bauchraumes während der Einatmung und fordern damit die Spannkraft Ihres Zwerchfells gezielt heraus. Steigern Sie den Widerstand kontinuierlich, um Ihrem Zwerchfell zu mehr Kraft und Mobilität zu verhelfen. Auch hier sind 3 bis 4 Durchgänge mit je 6 bis 8 Atemzügen zu empfehlen.

36 **Krafttraining für das Zwerchfell:** Legen Sie sich auf den Bauch und atmen Sie verstärkt mit dem Zwerchfell. Mit der Vorwölbung der Bauchdecke drücken Sie Ihren Oberkörper vom Boden weg – Ihr Oberkörper hebt und senkt sich dabei im rhythmischen Wechsel mit der Ein- und Ausatmung. So muss die Kraft des Zwerchfells gegen das Gewicht Ihres Oberkörpers arbeiten und wird mit der Zeit immer kräftiger und vor allem koordinierter in der Aktivität. 3 bis 4 Durchgänge mit je 6 bis 8 Wiederholungen sind angebracht.

Zwischenrippenmuskeln

Die Zwischenrippenmuskeln liegen in zwei Schichten übereinander. Die äußere Schicht *(Mm. intercostales externi)* hebt die Rippen beim Einatmen an und vergrößert den Brustraum. Die innere Schicht (*Mm. intercostales interni*) senkt die Rippen bei der Ausatmung und verkleinert den Brustraum. Beide Muskeln sind bewusst nur sehr schwer ansteuer- oder aktvierbar, reagieren aber auf intensive körperliche Arbeit (Graben oder Harken bei der Gartenarbeit, Sport etc.), da dabei auch die Atmung verstärkt wird. Somit ist für diese Muskeln jede Form der körperlichen Arbeit hilfreich, bei der auch die Atmung gesteigert wird. Genießen Sie jede Form der körperlichen Belastung und nehmen Sie die dabei einsetzende Mehratmung bewusst wahr – spüren Sie die Entwicklung einer verstärkten Atmung. Als Training haben sich auch kurze, aber intensive Übungen bewährt, die durch ihre hohe Intensität auch eine schnelle Anpassung der Atemfrequenz erforderlich machen.

SO TRAINIEREN SIE IHRE ÄUSSEREN ZWISCHENRIPPENMUSKELN

37 **Schnelles Treppensteigen:** Nutzen Sie dieses einfache Trainingsgerät und gehen Sie beschleunigt die Treppe nach oben. Je nach Anzahl der Treppenstufen machen Sie 3 bis 5 Durchgänge. Treppauf gehen Sie schnell, oder rennen Sie kontrolliert die Treppe nach oben, während Sie treppab langsamer – zur Beruhigung der Atmung – gehen können. Nehmen Sie besonders die verstärkte Atmung und das vergrößerte Bewegungsspiel Ihres Brustkorbs bei der Einatmung wahr.

38 **Wechselsprünge an der Treppenstufe:** Stellen Sie einen Fuß auf die unterste Treppenstufe, das zweite Bein steht auf dem Boden. Nun springen Sie in den Wechsel und nehmen gleichzeitig das obere Bein nach unten auf den Boden und das untere Bein auf die Treppenstufe. 3 bis 4 Durchgänge mit je 8 bis 12 Wiederholungen genügen hier, um die Atemmechanik zu verstärken. Nehmen Sie wieder die verstärkte Atmung (tiefere Atemzüge) und auch das vergrößerte Bewegungsspiel Ihres Brustkorbs bei der Einatmung wahr.

Kopfwendemuskel

Eigentliche Funktion des Kopfwendemuskels (*M. sternocleidomastoideus*): Neben der Kopfdrehung hebt der Muskel auch den Brustkorb und das Schlüsselbein nach oben an.

SO TRAINIEREN SIE IHRE KOPFWENDEMUSKELN

39 **Den Kopf drehen:** Am besten starten Sie vor einem Spiegel, um zu sehen, wie weit Sie den Kopf nach rechts und links drehen können. Vergleichen Sie die Bewegungsreichweite und das Bewegungsgefühl (Spannungsempfinden). Sie sollten diese Drehbewegung auch nicht von ganz rechts nach ganz links komplett durchführen, sondern in der Mitte stoppen. Drehen Sie Ihren Kopf nach rechts und kommen Sie wieder in die Mitte zurück. Wiederholen Sie die Bewegung nach rechts 15- bis 20-mal, bevor Sie dieselbe Bewegung auch nach links machen. Zu jeder Seite 3 Durchgänge.

40 **Kopfdrehen mit Widerstand:** Drehen Sie den Kopf auf die linke Seite. Versuchen Sie nun mit der rechten Hand an der rechten Schläfe, den Kopf zurückzudrehen. Der Kopf bleibt aber an der Stelle und hält den Widerstand. Halten Sie diese Spannung für 2 bis 3 Sekunden, bevor Sie die Spannung langsam auflösen und den Kopf wieder in die Mitte zurückbewegen. Wiederholen Sie diese Spannung in 3 Durchgängen mit je 5 bis 8 Wiederholungen auf jeder Seite.

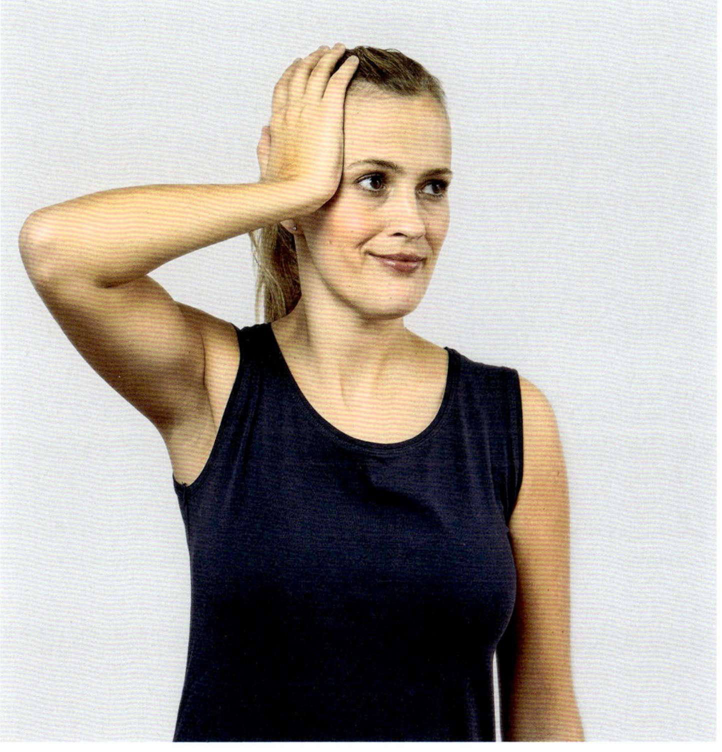

Kopf auf die linke Seite drehen und Druck auf die rechte Schläfe ausüben

Sägemuskel

Eigentliche Funktion des Sägemuskels (*Mm. serratus anterior/posterior*): Diese Muskeln heben die Rippen an und kontrollieren das Schulterblatt am Brustkorb.

SO TRAINIEREN SIE IHRE SÄGEMUSKELN

41 **Halten Sie beide Arme etwa auf Schulterhöhe nach vorne gestreckt.** Bleiben Sie dabei im Oberkörper aufrecht und verhindern Sie ein Zusammensinken Ihres Oberkörpers nach vorne. Versuchen Sie auch, die Innenseiten Ihrer Schulterblätter am Brustkorb zu halten. Die Arme bleiben für 4 bis 6 Sekunden in dieser Halteposition, bevor Sie sie wieder nach unten absinken lassen. Wiederholen Sie diese Haltearbeit 6- bis 8-mal in 3 Durchgängen. Für eine gesteigerte Kraftanforderung können Sie auch beide Arme in der gestreckten Haltung weiter nach vorne schieben und wieder zurückziehen.

42 **Standliegestütze:** Stellen Sie sich an eine Wand und stützen Sie sich etwa auf Schulterhöhe mit beiden Händen an der Wand ab. Bringen Sie beide Füße 2 bis 3 Fußlängen von der Wand weg und bleiben Sie gestützt. Nun können Sie Liegestütze gegen die Wand durchführen.

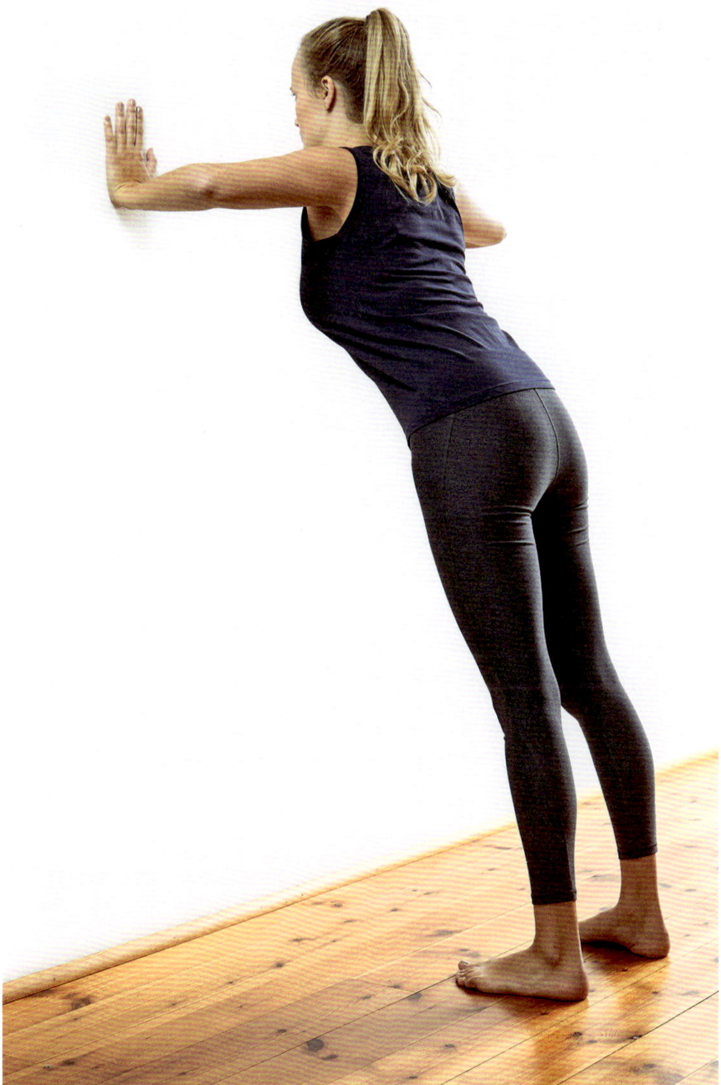

Mit beiden Händen von einer Wand abstützen

43 **Vorgeneigte Liegestütze gegen einen Tisch (Arbeitsplatte in der Küche):** Dies ist die nächste Progression der Liegestütze. Sie stützen sich mit beiden Händen am Schreibtisch, einer Bank im Park oder etwas Ähnlichem auf halber Höhe ab. In dieser leichten Vorlage führen Sie nun etwas erschwerte Liegestützen durch.

44 **Normale Liegestütze (horizontal):** Sie stützen sich mit beiden Händen am Boden ab und führen hier horizontale Liegestütze durch. Konzentrieren Sie sich bei den Liegestützen auf die Position der Schulterblätter. Diese sollten am Oberkörper anliegen und sich nicht an der Innenseite abheben. Je nach Kraftreserve und Trainingszustand, versuchen Sie 3 bis 4 Durchgänge der Übung mit je 8 bis 20 Wiederholungen zu machen.

Treppenmuskeln

Eigentliche Funktion des Treppenmuskels (*Mm. scaleni*): Die Scaleni-Muskeln können den Kopf zur Seite neigen und heben damit auch vor allem die oberen Rippen und den Brustkorb an.

SO TRAINIEREN SIE IHRE TREPPENMUSKELN

45 **Muskeln aktivieren mit Ausstreichungen:** Legen Sie Ihre Fingerspitzen (beider Hände) seitlich an den Hals. Suchen Sie mit den Fingern den Bereich der Querfortsätze Ihrer Halswirbelsäule (das sind die knöchernen Stellen, die seitliche an der Halswirbelsäule zu finden sind), beginnend auf Höhe des Ohrläppchens (hinter dem Ohr). Mit sanftem Druck streichen Sie an den Muskeln entlang nach oben bis zum Hinterkopf und nach unten bis zum Schlüsselbein. Kombinieren Sie diese Ausstreichungen mit der Atmung, bevorzugt mit der Einatmung. Sie können die Ausstreichungen auch in der Ausatmung durchführen, um die Muskeln besonders zu aktivieren und bewusst zu machen. Machen Sie 3-mal 15 bis 20 Ausstreichungen auf jeder Seite (oder beidseitig).

46 **Widerstände setzen:** Legen Sie eine Hand an die Schläfe und bauen Sie mit der Hand einen Druck gegen den Kopf auf – Sie können den Kopf dabei in der Mitte halten, oder Sie drücken der Hand leicht entgegen, bis Sie eine ausreichende Spannung erreicht haben. Diese Spannung halten Sie für etwa 5 bis 6 Sekunden, bevor Sie diese wieder langsam und kontrolliert lösen. Führen Sie diese Spannungsübung 3-mal mit 8 bis 12 Wiederholungen auf beiden Seiten durch.

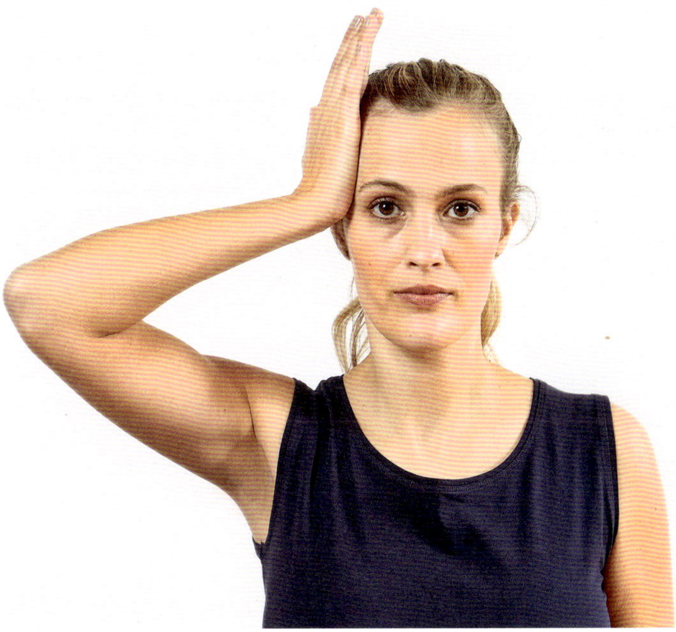

Hand an die Schläfe, Druck gegen den Kopf aufbauen

Die Ausatmung

Beim Ausatmen ist das Zwerchfell passiv und ohne besondere Anspannung, während die Bauchmuskulatur jeweils als Atemhilfsmuskulatur die Ausatmung durch ihre Aktivität und Anspannung verstärken kann. Die Lunge ist dabei tatsächlich mit einem Luftballon vergleichbar. Luft hineinzubringen ist bei Lunge und Luftballon eine energieraubende und vor allem eine aktive Sache. Die Luft wieder herauszubringen ist hingegen ein Kinderspiel. Wenn Sie einen Luftballon einfach nur loslassen, strömt die Luft heraus, bis er seine ursprüngliche, kleine Form angenommen hat. Das funktioniert beim Luftballon deshalb so gut, weil er eine hohe elastische Oberflächenspannung hat und in ihm, durch die eingeblasene Luft, ein Überdruck herrscht – wie in der

Brustkorb- und Bauchbewegungen bei der Ausatmung – mit der Zwerchfellentspannung aktiviert sich die Bauchmuskulatur verstärkt und presst die Luft aus der Lunge.

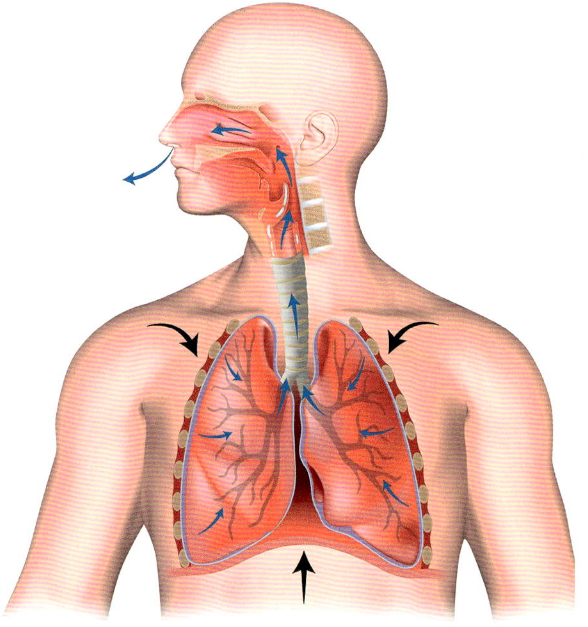

Lunge. Die Lungenbläschen sind unsere Luftballons, und sie haben dieselbe Oberflächenspannung, die die Luft einfach herausströmen lässt. Die Aktivität der Ausatemhilfsmuskeln vergrößert den Druck in der Lunge und verstärkt damit auch das Entweichen der Luft. Mit einer gezielt eingesetzten Muskelpresse kann der Luftstrom aus der Lunge heraus verstärkt werden. So schaffen Sie es auch, 50 und mehr Kerzen auf Ihrem Geburtstagskuchen auszupusten. Also nochmal Schritt für Schritt:

Die elastische Oberflächenspannung (Luftballonkraft) der Lunge erhöht den Druck und presst die Luft aus den Alveolen. Das entspannte Zwerchfell drückt von unten gegen die Lungenbasis und verstärkt damit diesen Vorgang. Aktiv angespannte Bauchmuskeln drücken ebenfalls in dieselbe Richtung und engen den Brustkorb von unten her ein. Werden dann noch die Zwischenrippenmuskeln und die Brustmuskulatur durch intensivere Anspannung für die Ausatmung eingesetzt, wird der Brustraum noch weiter eingeengt und die Luft noch stärker herausgepresst.

Hilfsmuskeln für die Ausatmung

Vor allem bei verstärktem Atembedarf, wie er bei körperlicher oder sportlicher Anstrengung oder auch bei Aufregung besteht, werden die inneren Zwischenrippenmuskeln (Mm. intercostales interni), große Teile der Bauchmuskulatur und ebenfalls die Brustmuskulatur aktiv und helfen dabei, den Brustkorb schneller und kraftvoller für den Luftaustausch abzusenken. Je größer der Luftbedarf ist und je stärker der Ausatemvorgang beschleunigt werden muss, desto aktiver und hilfsbereiter sind diese Muskeln beim Herauspressen der Luft aus der Lunge.

Gezieltes Muskeltraining für die Ausatmung

Zwischenrippenmuskeln

Eigentliche Funktion: Die Zwischenrippenmuskeln (*Mm. intercostales interni)* liegen in zwei Schichten übereinander. Die äußere Schicht (*Mm. intercostales externi*) hebt die Rippen beim Einatmen an und vergrößert den Brustraum. Die innere Schicht (*Mm. intercostales interni*) senkt die Rippen bei der Ausatmung und verkleinert den Brustraum. Beide Muskeln sind bewusst nur sehr schwer aktvierbar, reagieren aber auf intensive körperliche Arbeit (Graben oder Harken bei der Gartenarbeit, Sport etc.), da dabei auch die Atmung verstärkt wird. Somit ist für diese Muskeln jede Form der körperlichen Arbeit hilfreich, bei der auch die Atmung gesteigert wird.

SO TRAINIEREN SIE IHRE INNEREN ZWISCHENRIPPENMUSKELN

47 **Brustkorb eng machen:** Atmen Sie langsam aus und versuchen Sie Ihren Brustkorb nach innen zu pressen. Dazu versuchen Sie Ihren Brustkorb nach vorne unten zusammenzuziehen und so die Atemluft verstärkt herauszupressen.

48 Sie können den Druck auf den Brustkorb auch durch den **äußeren Druck mit den Händen** verstärken. Legen Sie dazu beide Hände mit der Handinnenfläche seitlich an Ihren Brustkorb. Drücken Sie Ihren Brustkorb während der Ausatmung etwas zusammen. Dabei können Sie das Zusammendrücken auch im Intervall machen – spüren Sie bei jedem Druck mit den Händen den verstärkten Luftstrom der Ausatmung und die deutlichere Verkleinerung des Brustkorbes.

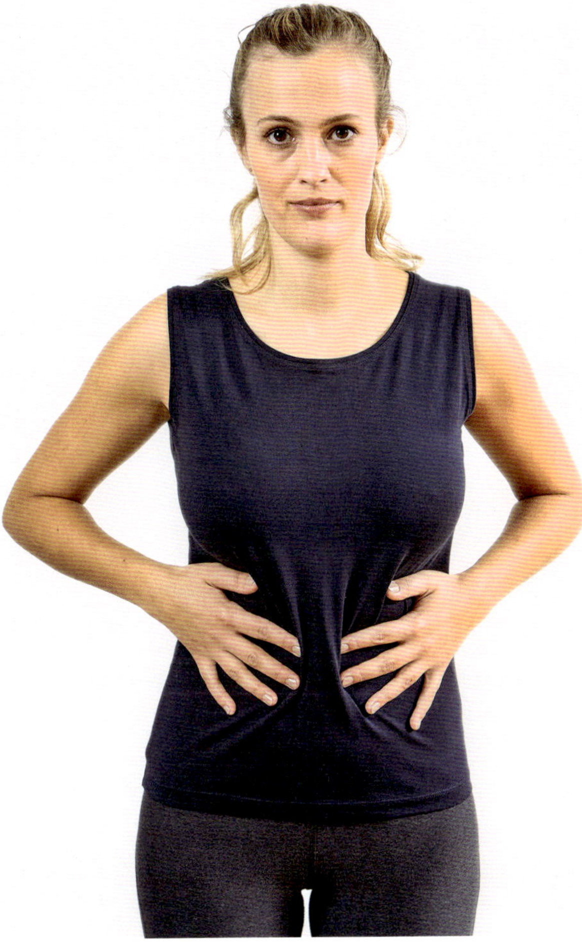

Druck auf den Brustkorb durch äußeren Druck mit den Händen verstärken

49 Schnelle intensive Belastungen liefern automatisch auch eine verstärkte Mehratmung: Machen Sie dazu beispielsweise kurze Sprints, springen Sie mit einem Hüpfseil oder laufen Sie Treppen schnell nach oben. Alles, was Sie kurz aus der Puste bringt, trainiert Ihr Atemsystem.

Bauchmuskulatur

Eigentliche Funktion: Die Bauchmuskulatur liegt zwischen dem unteren Rippenbogen und dem Schambein, schützt vor allem die inneren Organe im Bauchraum, stabilisiert die Wirbelsäule bei Bewegungen und hilft mit, die Arme und Beine (als lange Hebel bei Arm- und Beinbewegungen) zu kontrollieren.

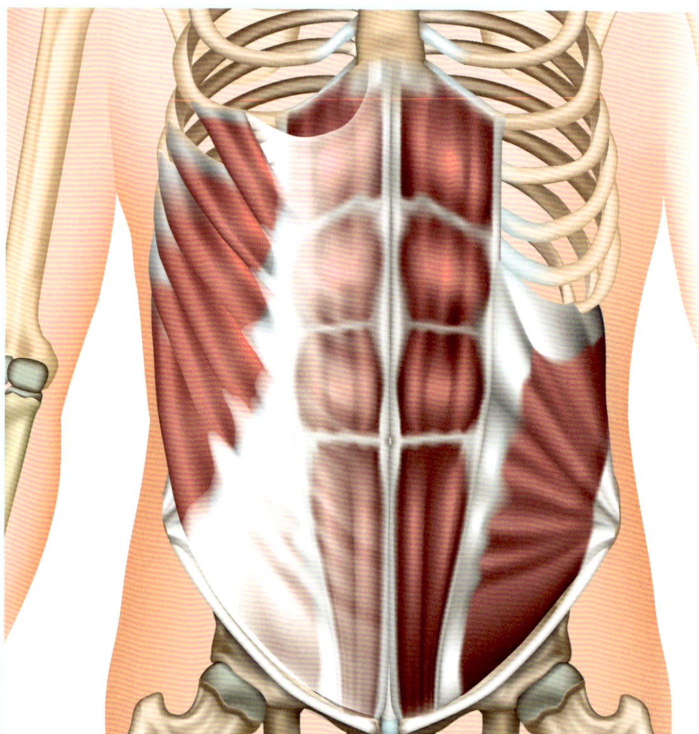

Unsere Bauchmuskulatur.

SO TRAINIEREN SIE IHRE BAUCHMUSKELN

50 **„Von 0 auf 10" – die einfachste und effektivste Bauchmuskelübung aller Zeiten:** Lernen Sie, die Spannung Ihrer Bauchmuskeln zu kontrollieren. Legen Sie sich zunächst entspannt auf den Rücken, stellen Sie Ihre Füße auf dem Boden auf und lassen Sie Ihre Bauchmuskeln komplett locker. Diesem Zustand ordnen Sie den Wert „0" zu (Ihre Bauchmuskeln haben hier „überhaupt keine Spannung).

Nun spannen Sie Ihre Bauchmuskeln so stark an, wie Sie können. Diesem Zustand ordnen Sie den Wert „10" zu (Ihre Bauchmuskeln haben nun die Spannung „10"). Wichtig ist dabei: Den Bauch nicht einziehen, sondern bei maximaler Anspannung darf und soll sich die Bauchdecke auch etwas nach vorne wölben.

Wenn Sie die Endpunkte („0" und „10") definiert haben, können Sie die Zwischenschritte erarbeiten. Spannen Sie nun Ihre Bauchmuskeln von „0" über „1" und „2" schrittweise an, bis Sie bei „10" angekommen sind. Erhöhen Sie die Spannung immer um einen Punkt. Von Ihrer „10" können Sie die Spannung wieder schrittweise bis zur „0" reduzieren. Verändern Sie dabei die Spannung Ihrer Bauchmuskeln erneut immer um einen Punkt nach unten.

Diese Übung können Sie überall durchführen, wo Sie gerade gehen oder stehen. Zu Hause auf der Trainingsmatte, beim Autofahren, beim Warten an der Supermarktschlange oder auch während der Arbeit am Schreibtisch. Diese Übung ist eine multifunktionale Mehrzweckwaffe im Trainingsalltag. Beginnen Sie anfangs mit 2 bis 3 Runden von „0 auf 10" oder von „10 auf 0", um die Kontrolle der Bauchspannung zu verbessern. Später können Sie 4 bis 6 Durchgänge dieser Übung machen.

51 **Hebelkontrolle in Rückenlage:** Legen Sie sich auf den Rücken und klemmen Sie einen Ball zwischen Ihren Knien und den Ellbogen so ein, dass dieser nicht auf den Bauch rutschen kann. Dabei sind die Füße vom Boden abgehoben und die Knie sind eng beieinander. Allein schon das Halten des Balles aktiviert bereits Ihre Bauchmuskeln.
Nun lösen Sie abwechselnd einen Ellbogen vom Ball und strecken den vom Ball gelösten Arm nach oben, bis Ihr Oberarm neben dem Kopf angekommen ist. Dabei bleiben die Knie stets am Ball. Genauso verfahren Sie in einer zweiten Variante: Nun nehmen Sie abwechselnd ein Knie vom Ball, während beide Ellbogen am Ball verbleiben, und strecken das vom Ball gelöste Bein nach unten, bis knapp vor den Boden.
Haben Sie beide Varianten gemeistert und können Sie die Hebel Ihrer Arme und Beine bei den Bewegungen durch die aktive Anspannung der Bauchmuskulatur kontrollieren, machen Sie sich an die dritte Herausforderung dieser Übung: Nehmen Sie hierfür Ellbogen und Knie gleichzeitig vom Ball. Aber bitte diagonal. Also: den rechten Ellbogen mit dem linken Knie und den linken Ellbogen mit dem rechten Knie. Machen Sie für einen Durchgang mit jedem Arm und jedem Bein 12 bis 15 Bewegungen und kontrollieren Sie den Hebel Ihrer Arme und Beine. Dies wiederholen Sie 3-bis 4-mal.

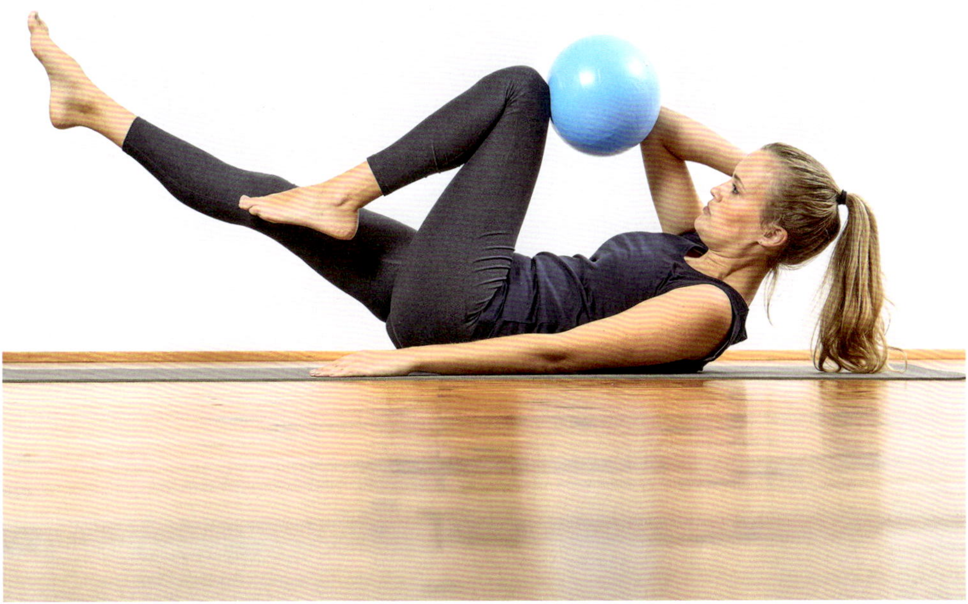

Bauchtraining mittels Hebelkontrolle

52 **Klassische Crunches:** In Rückenlage stellen Sie Ihre Füße auf, heben beide Fußrücken an und pressen die Fersen etwas in den Boden. Halten Sie Ihre Hände zusammen und über dem Oberkörper. Nun heben Sie den Oberkörper gerade so weit vom Boden ab, dass sich beide Schulterblätter vom Boden lösen. Der untere Teil Ihres Rückens darf dabei auf dem Boden verbleiben. Während Sie Ihren Oberkörper anheben, schieben Sie beide Arme gestreckt nach vorne über Ihre Knie. Wenn Sie Ihren Oberkörper wieder ablegen, ziehen Sie Ihre Arme auch wieder über den Oberkörper zurück.
Versuchen Sie mit der Belastung, also dem Anheben Ihres Oberkörpers, auszuatmen. Dabei darf die Atmung durchaus auch hörbar sein. Einmal Anheben und Ablegen des Oberkörpers ist eine Wiederholung. Für ein effektives Training der Bauchmuskulatur mit guter Wirkung für die Atemfähigkeit haben sich 20 bis 40 Wiederholungen in 3 bis 5 Durchgängen bewährt.

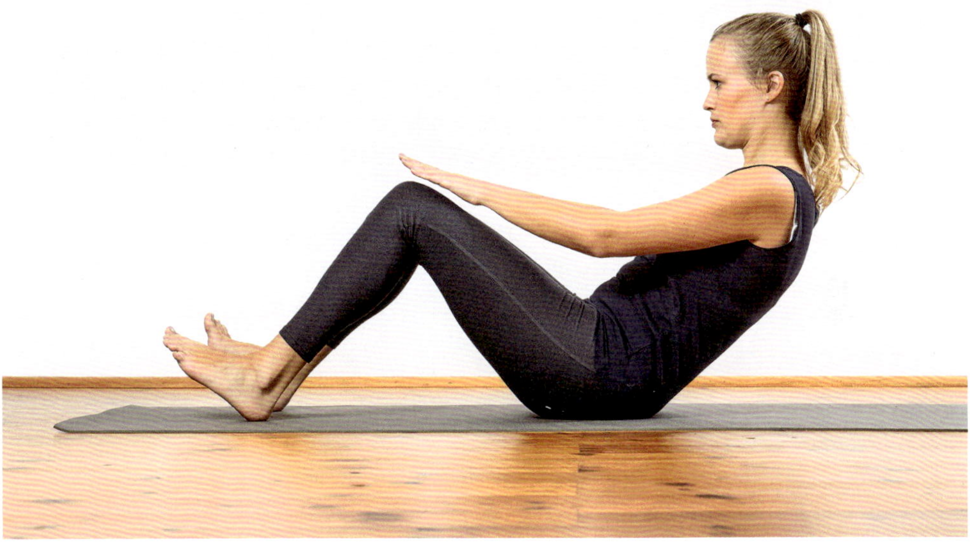

Einfaches Bauchmuskeltraining – Crunches

Brustmuskulatur

Funktion der Brustmuskulatur (*M. pectorales*): Absenken der Arme und Anheben des Brustkorbes nach oben.

SO TRAINIEREN SIE IHRE BRUSTMUSKELN

53 Liegestütze in verschiedenen Progressionen

Progressionsstufe 1 vertikal: Beginnen Sie mit Liegestützen im Stehen. Stützen Sie sich mit beiden Händen an einer Wand ab. Positionieren Sie Ihre Hände dabei knapp unterhalb Ihrer Schulterhöhe. Stellen Sie Ihre Füße nun 2 bis 3 Fußlängen von der Wand entfernt auf und justieren Sie Ihre Hände etwas nach unten. Nun beginnen Sie mit den Liegestützen. Lassen Ihren Oberkörper Richtung Wand nach vorne sinken und drücken Sie sich dann wieder in die Ausgangsposition zurück. Bevor Sie nun auf das nächste Level der Liegestütze gehen, variieren Sie zunächst noch Ihre Armpositionen. Setzen Sie Ihre Hände für die Liegestütze breiter oder enger an der Wand auf, oder stoßen Sie sich mit den Armen kurz von der Wand ab und setzen Sie Ihre Hände versetzt wieder auf (eine Hand höher oder tiefer). Diese Handvarianten ermöglichen neue Trainingsreize für Ihre Brustmuskeln und verlangen somit nach vielseitigeren und neuen Spannungsantworten von Ihrer Muskulatur.

Progressionsstufe 2 vorgeneigt: Stützen Sie sich hierzu auf einer Tischplatte (auch am Schreibtisch möglich), der Arbeitsplatte in der Küche oder am Rand der Badewanne ab. So erreichen Sie eine vorgeneigte Körperhaltung, in der die Schwerkraft verstärkt zum Tragen kommt und die die Liegestütze deutlich intensiver gestaltet. Auch in dieser Position können Sie wieder mit unterschiedlichen Armpositionen variablere Trainingsreize schaffen.

Progressionsstufe 3 horizontal: Nun sind Sie endlich in der Horizontalen angekommen, und Sie stützen sich für die Liegestützen mit beiden Händen auf dem Boden ab. Variieren können Sie die Belastung durch gebeugte Beine, dann sind Sie in der Vierfüßlerposition oder mit gestreckten Beinen, dann haben Sie den längsten Hebel zu kontrollieren. Natürlich können auch wieder durch variable Armpositionen die Belastungen variiert werden. Führen Sie 3 bis 5 Durchgänge mit je 12 bis 15 Wiederholungen durch.

54 **Überzüge mit Trainingsgewicht:** In Rückenlage und mit aufgestellten Beinen halten Sie ein Trainingsgewicht (z. B. Kurzhanteln oder Wasserflaschen) über Ihrem Brustkorb. Dabei sind die Ellbogen leicht gebeugt, und die Trainingsgewichte können sich in der Mitte berühren. Lassen Sie nun die Arme mit dem Gewicht langsam und kontrolliert über oben absinken, bis beide Arme neben dem Kopf knapp über dem Boden angekommen sind. Für eine vollständige Wiederholung bringen Sie die Arme wieder nach oben in die Ausgangsposition zurück. Während der gesamten Bewegung sollte in den Ellbogengelenken wenig Bewegung und Veränderung stattfinden. Versuchen Sie die Gelenkstellung dabei konstant zu halten. Führen Sie 3 bis 5 Durchgänge mit je 12 bis 15 Wiederholungen durch.

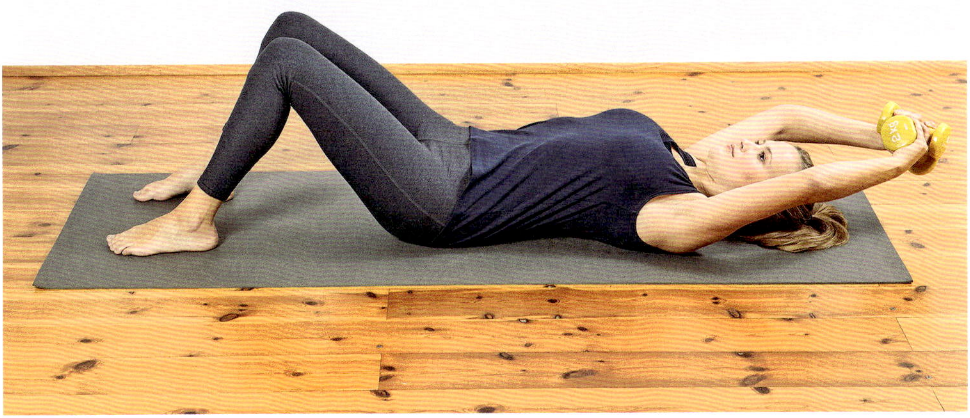

Überzüge mit Kurzhanteln

55 **„Fliegende" Bewegungen mit Trainingsgewicht:** Wieder in der Rückenlage, mit aufgestellten Beinen, halten Sie die Trainingsgewichte über Ihrem Brustkorb. Die Ellbogen sind ebenfalls leicht gebeugt und zeigen seitlich nach außen. Während der Trainingsbewegung bleiben die Ellbogen immer im selben Winkel gebeugt. Lassen Sie nun die Arme mit dem Trainingsgewicht seitlich nach außen absinken, bis die Ellbogen knapp über dem Boden sind. Danach heben Sie die Gewichte wieder in die Ausgangsposition an, bis die Gewichte wieder über Ihrem Brustbein sind. Auch von dieser Übung führen Sie 3 bis 5 Durchgänge mit je 12 bis 15 Wiederholungen durch.

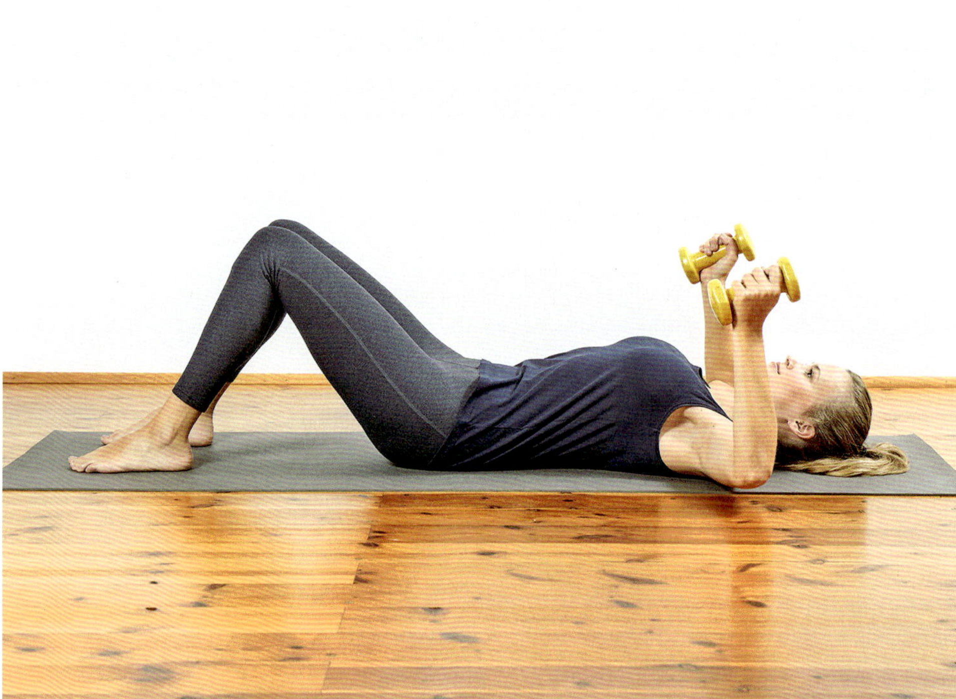

Fliegende Bewegungen – Hanteln seitlich absinken lassen

(56) **Pectoralis-Training mit breiten Liegestützen:** Sie stützen sich mit beiden Händen am Boden ab und führen hier bewusst breite Liegestütze durch. Konzentrieren Sie sich bei den Liegestützen auf die Position der Schulterblätter. Diese sollten am Oberkörper anliegen und sich nicht an der Innenseite abheben. Je nach Kraftreserve und Trainingszustand, versuchen Sie 3 bis 4 Durchgänge der Übung mit je 3 bis 8 Wiederholungen zu machen.

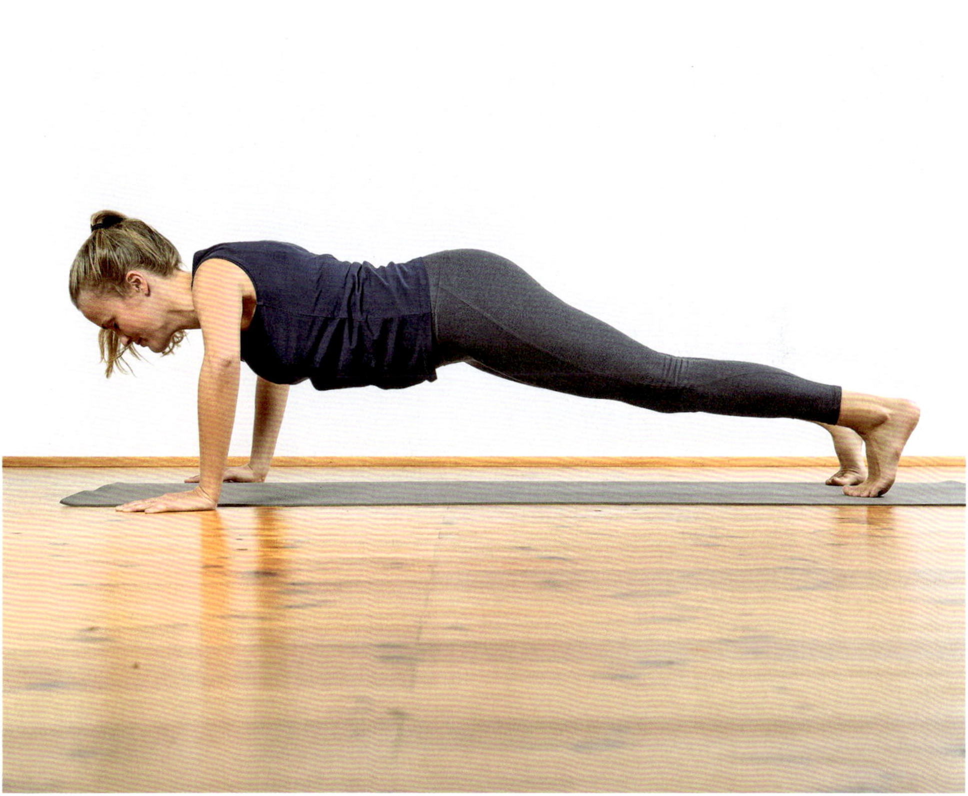

Breiter Liegestütz

Automatismus Atmung – eine unbewusste Performanceleistung

Beim Atmen bewegt sich der Körper immer mit. Was, wann und wie viel beim Atmen bewegt wird, ist variabel und sehr stark von unseren Gewohnheiten, von den Bewegungserfahrungen unseres bisherigen Lebens und besonders von der gerade auszuführenden Aktivität abhängig.

!

Um die eigene Atmung zu verbessern, ist es unersetzlich, sich den unbewussten Prozess der Atmung bewusst zu machen.

An unsere Atembewegungen gewöhnen wir uns im Laufe unseres Lebens so stark, dass wir sie nicht einmal mehr bewusst wahrnehmen. Viele Menschen haben regelrecht Probleme, sich auf die Atembewegungen zu konzentrieren und diese nachzuvollziehen oder zu beschreiben. Dieser Automatismus soll ja auch genauso sein. Es wäre eine immense Aufgabe, müssten wir jeden Atemzug bewusst und mit voller Konzentration machen. Das würde uns sehr viel Performance, also Hirnleistung kosten, d. h. wir müssten an anderen Stellen große Abstriche machen. Der Umstand, dass in unserem Körper viele Aktivitäten und Bewegungen automatisiert und damit völlig unabhängig von unserem bewussten Denken ablaufen, hält uns Ressourcen für andere Dinge im Alltag frei. Zu diesen unbewussten Aktivitäten und Programmen eines Menschen gehören unter anderem das Gehen, Treppensteigen, die Atmung oder schlicht die Körperhaltung an und für sich. Diese automatisierten Abläufe sind so tief verankert, dass es für uns eine große Anstrengung bedeutet, daran zu rütteln, diese Dinge infrage zu stellen und sie dann auch nachhaltig zu verändern.

In unserem Leben etablieren sich viele Automatismen, über die wir relativ wenig nachdenken, oder die wir im Extremfall vielleicht sogar aus unserem bewussten Leben komplett ausschließen. Atmen gehört definitiv zu dieser Gruppe. Wir vergeuden unsere wertvolle Zeit nicht damit, darüber nachzudenken, wie oft und wie tief wir atmen sollen oder müssen. Außer, es gibt Probleme oder etwas funktioniert nicht mehr so, wie wir es gewohnt sind. Dann drängen sich diese Automatismen in unser Bewusstsein und entwickeln plötzlich eine große Präsenz in unserem Alltag.

Atmung – Nerven, Psyche und Immunsystem

Atmung und unser Nervensystem

Die Atmung ist in doppelter Hinsicht mit unserem Nervensystem verbunden. Zunächst benötigt unser Nervensystem Blut und Sauerstoff zur Versorgung der grundlegenden Bedürfnisse. Ohne diese wichtigen Vitalstoffe könnte das Nervensystem seinen vielfältigen Aufgaben nicht nachkommen und schlicht nicht arbeiten, und ohne dessen Steuerung wären wir wiederum hilflos. Das Nervensystem macht gerade mal zwei Prozent des gesamten Körpergewichtes aus, benötigt aber durchschnittlich zwischen 20 und 25 Prozent der gesamten Blut- und Sauerstoffversorgung.

> **!**
> Wir atmen ein Viertel des gesamten Luftvolumens für unser Nervensystem.

Der zweite Verbindungspunkt zwischen Atmung und Nervensystem ist die regulative Seite des Nervensystems. Teile unserer Nervenversorgung sind auch für die Regulation der inneren Prozesse, wie z. B. Herzschlag, Blutdruck und periphere Durchblutung, zuständig und haben damit einen direkten Zugang zu unserer Atmung. Herzschlag, Blutdruck etc. verändern sich vor allem dann, wenn unser Körper mehr Energie benötigt – also bei körperlicher Aktivität oder auch in psychischen Stressphasen. Dann braucht es eine enge Kooperation zwischen unserer Atmung und der daraus resultierenden Sauerstoffaufnahme und den anderen regulierenden Prozessen (Durchblutung etc.), für die vor allem das vegetative Nervensystem von besonderer Bedeutung ist. Dieses besteht aus dem sogenannten sympathischen und dem parasympathischen Nervensystem. Während der Sympathikus unseren gesamten Organismus eher auf eine Aktivitätssteigerung vorbereitet, ist der Parasympathikus dagegen für Entspannung und Ausgeglichenheit zuständig und wirkt beruhigend auf unseren Organismus ein.

Der Vagusnerv sorgt für Entspannung

Der größte Teil des parasympathischen Nervensystems ist der *Nervus Vagus,* der eine Vielzahl innerer Organe und Stoffwechselprozesse steuert und reguliert. Er beginnt in unserem Hirn, wandert von dort durch den Hals, in die Brust und verzweigt sich mit seinen zehntausenden Nervenfasern in Herz, Lunge, Magen, Bauchspeicheldrüse und fast jedes andere Organ im Bauchraum. Sehr viele Nervenfasern des vegetativen Nervensystems (vor allem des Nervus Vagus) umgeben die Lungenbläschen engmaschig und bilden ein Interaktionsnetzwerk mit dem Atemsystem. Die Nervenfasern reagieren auf kleinste Dehnungen, wie sie bereits bei der normalen Einatmung durch die Füllung der Lungenbläschen entstehen, und entfalten daraufhin ihre entspannende Wirkung auf andere Organsysteme. Je tiefer die Atemzüge, desto größer die Bewegungsreizung der freien Nervenenden des Vagusnervs. So können unter anderem das Herz-Kreislauf-System, die periphere Durchblutung und die Herzfrequenz, der Blutdruck und auch unsere Stimmung regulierend angepasst und kontrolliert werden.

!

Tiefe und kontrollierte Atemzüge wirken direkt auf den Vagusnerv – und der schaltet auf Entspannung.

Vor allem in stressigen Situationen wird die Zusammenarbeit zwischen Nervensystem und Atmung deutlich. Wer unter starkem Stress steht, atmet auch unregelmäßiger, eher flach und schneller und bei längerer Dauer auch zunehmend verkrampft, da die Atemmuskulatur übermäßig beansprucht wird. Umgekehrt lassen sich vor allem ruhige und kontrollierte Atemzüge dazu einsetzen, die Stresssituation zu begrenzen und wieder Ruhe und Gelassenheit zu erlangen. Rhythmische Atemzüge, ein ausgeglichenes Verhältnis zwischen Ein- und Ausatmung und eine gute Funktionsfähigkeit der Atemmuskeln führen zu einer besseren Körperwahrnehmung und einer gesteigerten Kontrolle. Der Vagusnerv lässt sich am besten durch tiefe und lange Atemzüge direkt beeinflussen und auch ein wenig zu unseren Gunsten manipulieren.

Damit kann der Vagusnerv seine dämpfende und beruhigende Wirkung am effektivsten zum Einsatz bringen, und so stellt die Atmung eine effektive Hilfe in Zuständen hoher Erregbarkeit, wie z. B. bei Ängsten und Depressionsneigung, dar. In eingeatmetem Zustand erfahren die Fasern des Nervus Vagus die größte Dehnung. Mit der darauffolgenden Ausatmung entschleunigt sich das System, und wir nehmen eine deutliche Beruhigung des Herzschlages und eine allgemeine Entspannung unseres Organismus wahr.

Atmung – Emotion und Psyche

Symptome wie ein Engegefühl in der Brust, akute Atemnot oder auch einen unangenehmen Druck im Bauch- und Brustraum finden sich sowohl bei Menschen mit Angst und Depression als auch bei Menschen mit Atemstörungen. Diese unangenehmen Wahrnehmungen lösen dasselbe mechanische Muster aus, nämlich eine ungünstige Spannungslage der Muskulatur (v. a. der Atemmuskulatur) und eine auffällige Unbeweglichkeit und Steifigkeit des Brustkorbes. Die Atmung ist direkt mit unserer emotionalen Erlebenswelt gekoppelt, was sich darin zeigt, dass wir je nach emotionalem Erregungszustand mit verschiedener Tiefe und Frequenz atmen. Dieselben Hirnareale (das limbische System), die für unsere emotionalen Reaktionen auf unsere Umwelt, die Hormonausschüttung und das vegetative Nervensystem zuständig sind, regulieren unter anderem auch unsere Atemfrequenz und die Atemtiefe. Daher ist es nicht wirklich überraschend, dass es einen Zusammenhang zwischen Emotion, psychischer Belastungsreaktion und der Atmung gibt.

> **!**
> Die Atmung ist direkt mit unserer emotionalen Erlebenswelt gekoppelt.

Der Atem wird seit Menschengedenken als Sinnbild für das Leben und die belebte Welt schlechthin benutzt. Gott erschuf den Menschen und hauchte ihm Leben ein oder gab ihm den Hauch des Lebens. In vielen Sprachen umfasst der Begriff Atmen eine sprachliche Mehrdeutigkeit. So kann das lateinische *anima* als Atem, aber auch als Seele oder beseeltes Wesen, Geist oder Denkleistung übersetzt werden. Und diese Begriffsdeutung wird auch noch im heutigen Sprachgebrauch bei der „Reanimation" tatsächlich deutlich. In der Pneumologie befasst sich die Medizin mit Lungenerkrankungen. So wird das griechische *pneuma* ebenfalls mehrdeutig im Sinne von Atem, Geist, Lebenshauch oder schlicht Seele übersetzt. Aber auch in unserem heutigen umgangssprachlichen Wortgebrauch lässt sich häufig eine direkte Verbindung zwischen dem Atem und der Psyche oder der seelischen Verfassung herstellen. Etwa, wenn es uns vor Schreck den Atem nimmt, wir erst einmal tief Luft holen müssen, um uns zu beruhigen oder wir vor Erleichterung aufatmen.

Bewusstes Atmen kann unsere Grundstimmung beeinflussen

In unserem Alltag gibt es immer wieder Situationen, in denen sich unsere emotionalen Zustände direkt mit unserer Atmung verbinden. So beeinflussen Gefühlszustände diese und verändern unbemerkt die Stellschrauben, wie z. B. Atemtiefe oder -frequenz. Die Atmung stellt auch eine Verbindung zwischen unserer äußeren Welt, unserem Erleben und der inneren Welt dar – also eine Verbindung mit unserer Lebensenergie. Und tatsächlich findet das Atmen auf zwei miteinander verbundenen Ebenen in einer „äußeren Atmung" und einer „inneren Atmung" statt. Mit der äußeren Atmung findet unsere äußere Welt (in Form der Atemluft) einen Zugang zu unserer inneren Welt und löst dort alle wichtigen Energieprozesse aus, die wir zum Überleben brauchen. In Studien konnte die beruhigende Wirkung einer entspannten Atmung beispielsweise von Müttern auf ihre im Arm gehaltenen

Kinder nachgewiesen werden. Dabei beruhigten die Mütter ihre schreienden Kinder allein durch tiefe und rhythmisch ruhige Atemzüge. Die Entspannung der Kinder stellte sich auch ohne beruhigende Worte der Mütter ein. Auch in der Tierwelt führt z. B. eine hektische und schnelle Atmung bei Kaninchen oder Murmeltieren zu einer erhöhten Aufmerksamkeit der Artgenossen – als Warnung vor einer potenziellen Gefahr. Anhand eines sichtbaren oder fühlbaren Atemmusters können also Gefühlssituationen und Gemütsverfassungen zwischen Lebewesen übermittelt werden.

In Zuständen emotionaler Erregung wandelt sich unser Atemmuster in eine dominante Brustatmung. Hierbei kommt es zu einer flachen und hektischen Atmung mit reduzierter Sauerstoffsättigung. Die Brustatmung ist eigentlich die bevorzugte Aktivitätsatmung, da hier die mechanischen Vorteile der Brustkorbbewegung eingesetzt werden und so forciert Sauerstoff für die energetische Versorgung bereitgestellt werden kann. Bleiben die Atemzüge zu flach, kommt es zu einer sogenannten „Totraumatmung". Der Totraum bezeichnet den Raum in den zuführenden Atemwegen, in denen Atemluft „gelagert" wird, die nicht am Gasaustausch teilnimmt. Bei sehr flachen Atemzügen wird lediglich die im Totraum befindliche Luft hin und her bewegt, ohne frischen Sauerstoff hinzuzufügen. So erklärt sich ein mit der Zeit entstehendes Atemdefizit und weitere Beschwerden wie Energiemangel oder auch Antriebslosigkeit mit gesteigerter Müdigkeit. Tiefe und lange Atemzüge wirken dagegen in zweierlei Hinsicht: Zum einen sorgen sie direkt für eine bessere Sauerstoffsättigung und damit auch eine bessere Energieversorgung. Zum anderen gleicht die tiefe Atmung auch Gefühlszustände aus und so lassen sich mit einem gezielten Einsatz dieser Atemtechnik auch Ängste, Unruhe und Depressionen vermindern. Wenden Sie auch gerne mit positiven Botschaften an sich selbst Ihre Gemütslage zu einem besseren. Mit einfachen Sätzen wie „Ich schaffe das!", „Ich

!

Flach oder tief: Auch das Atemmuster entscheidet über unsere Grundstimmung und lässt sich gezielt bei Ängsten und Depression einsetzen.

bin die treibende Kraft!“ oder „Ich bin entspannt!“ können Sie sich selbst eine positivere Prägung geben. Dies kann Ihnen dabei helfen, Ihre Grundstimmung positiv zu verändern.

Den Teufelskreis negativer Emotionen mithilfe der Atmung durchbrechen

An jeder dieser Schaltstellen im Teufelskreis können Sie ansetzen, um ihn zu durchbrechen. Positive Veränderungen an diesen Schaltstellen haben vor allem gesundheitswirksame Effekte auf unseren Organismus und wirken entspannend und modulierend. Stellen Sie sich Ihren Ängsten und treten Sie Stresssituationen gelassener gegenüber. Lassen Sie sich in Sachen Stress-Entlastung beraten oder finden Sie Ihre Stressoren selbst heraus und reduzieren Sie diese. Gegen muskuläre Verspannungen und gegen eine ungünstige Sauerstoffsättigung hilft Ihnen in jedem Fall körperli-

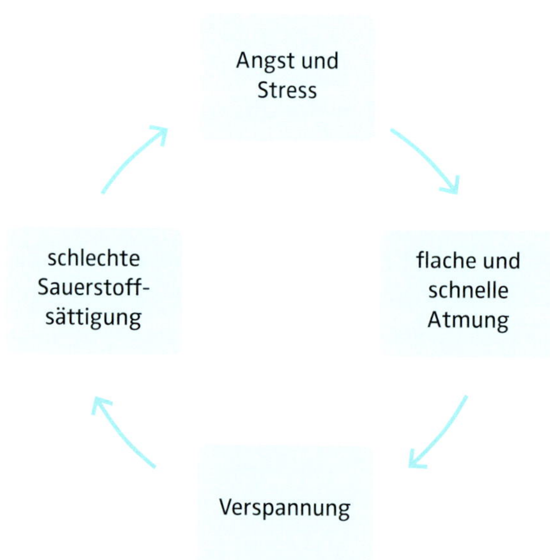

Die Schaltstellen des Teufelskreises von Emotion und Atmung.

che Aktivität oder Sport. Durch ein moderates Ausdauertraining und gezielte Kräftigungsübungen können Sie diese beiden Parameter zu Ihren Gunsten beeinflussen. Eine ungünstige Atemmechanik können Sie einfach durch Atemübungen verändern. Starten Sie zum Beispiel mit dem Grundprogramm zur Wahrnehmung und Atemkontrolle, um einen schnellen Zugang zu Ihrer persönlichen Atemlage zu erhalten (siehe Seite 120). Im weiteren Verlauf sollten Sie sich dann mit den Atemtechniken und den speziellen Übungen vertraut machen. Machen Sie Ihre Atmung zu Ihrem Verbündeten für mehr Gesundheit und Wohlbefinden.

Atmung und Immunsystem

Wissenschaftlich nachgewiesen sind auch längst die gesundheitswirksamen Effekte eines regelmäßigen Atemtrainings auf unser Immunsystem. In unseren Köpfen und in unserem Verhalten haben wir davon allerdings noch nicht wirklich viel umgesetzt. Dabei lassen sich diese positiven Effekte verhältnismäßig leicht auslösen. Laut Studien genügen dafür bereits elf Minuten gezielte Atemübungen pro Tag, um unserem Immunsystem einen kleinen Turbo zu verabreichen. Wenn wir uns die positiven Wirkungen der Atmung vor Augen führen, werden diese Zusammenhänge transparenter.

> **!**
>
> Bereits elf Minuten gezielte Atemübungen pro Tag sind wie ein kleiner Turbo für unser Immunsystem.

Von einer optimierten Atmung profitieren wir in Form einer verbesserten Durchblutung, einer mobilisierenden Wirkung auf die inneren Organe (Stichwort Bauchatmung), einem beweglicheren Rumpf mit entspannten und agilen Atemmuskeln, einem verbesserten Stoffwechsel. In diesem Zuge werden wir auch mit einer besseren Energiebilanz ausgestattet. All diese Funktionen wirken steigernd auf unser Immunsystem. Sind diese Funktionen gut in Schuss, kann auch unser Immunsystem aus dem Vollen schöpfen, hat ausreichend Energie und Transportmöglichkeiten zur Verfügung und kann damit effektiv präventiv (krankheitsverhindernd) arbeiten. Liegen diese Funktionen hingegen brach, hat es auch das Immunsystem zunehmend schwerer, sich gegen Krankheitserreger (Keime, Bakterien oder Viren) durchzusetzen und diesen Erregern Paroli zu bieten.

Gezieltes Atmen fördert das Immunsystem – und gute Laune

Gute Laune und eine positive, angstfreie Grundstimmung sind ebenfalls wichtige Wegbereiter einer stabilen Gesundheit und eines funktionierenden Immunsystems. Glück kann man bis zu einem gewissen Grad auch lernen. Eine optimistische Lebensweise kann darüber entscheiden, ob die Abwehrkräfte Ihres Immunsystems angekurbelt werden, und kann Ihnen aktiv dabei helfen, Krankheiten zu vermeiden. Ein zuversichtliches und zukunftsbejahendes psychisches Grundgefühl aktiviert zudem vermehrt Glückshormone und reduziert den Anteil an Stresshormonen. Unser Immunsystem arbeitet überwiegend auf humoralem Weg, d. h. über die Blutbahnen. Im Blut werden alle wichtigen Stoffe (Blutkörperchen, Fresszellen, neue Nähr- und Baustoffe und neue Zellbestandteile) transportiert. Wenn Sie nun durch Atemübungen für eine bessere Durchblutung sorgen, tragen Sie gleichzeitig auch wesentlich zu einer besseren Funktionsfähigkeit Ihres Immunsystems bei.

Verschiedene Atemformen und ihre Vorteile

Wie wir gesehen haben, sind für die Atmung mehrere mechanische Zahnräder notwendig, die ineinandergreifen und sich gegenseitig unterstützen können. Unterscheiden kann man dabei die Brustatmung und die Bauchatmung. Als Ergänzung findet auch manchmal die sogenannte Flankenatmung statt. Für den Fall, dass eine dieser Bewegungskomponenten nicht mehr die volle Leistung bringen kann, stellen die anderen die Funktionstüchtigkeit und die Atmung sicher. Im Normalfall nutzen wir Brust- und Bauchatmung gleichermaßen – ungeachtet dessen, wie tief wir atmen. Eine Kombination von Bauch- und Brustatmung ist eine sehr effiziente und ökonomische Atemlösung für unseren Organismus. Dabei sind die Anteile zwischen Brust- und Bauchatmung ebenfalls individuell verteilt und richten sich zudem auch nach den situationsabhängigen Aktivitäten

Wie Sie nun die einzelnen Komponenten von Brust-, Bauch- und Flankenatmung besser verstehen, verbessern und für sich besser pflegen oder noch weiter optimieren können, erfahren Sie jetzt. Sie können die vorgestellten Atemtechniken sowohl in sitzender als auch in stehender oder liegender Körperhaltung anwenden und durchführen. Auch die Übungen können Sie sitzend, stehend oder liegend durchführen. In der Variation liegt bekanntlich der größte Trainingserfolg.

Brustatmung

Die Brustatmung erkennen Sie daran, wenn sich beim Atmen hauptsächlich der Brustkorb hebt, senkt, weitet und wieder zusammenzieht. Eine alleinige Brustatmung führt nur selten zu einer ausreichenden Sauerstoffversorgung für den gesamten Körper. Die Brustatmung ist vielmehr ein Teil der gesamten mechanischen Atmungskette und sollte in keinem Fall alleine stehen.

Für eine effektive Brustatmung ist es wichtig, dass sich alle Teile des Brustkorbes (Brustbein, Rippen, Wirbel der Brustwirbelsäule) optimal gegeneinander bewegen können. Die Brustatmung ist tendenziell eher von einer aktiven Mechanik geprägt und kommt besonders bei körperlicher oder intensiver sportlicher Aktivität und in Stresssituationen zum Tragen. Dann werden die Atemhilfsmuskeln der Schulter-Nacken-Region, der Schulterregion und des Brustkorbes aktiv eingesetzt, die Atmung wandert nach oben und Muskeln verstärken die Mechanik der Lunge für einen schnelleren und effektiveren Gasaustausch. Die Mechanik dieser Atemform kann sehr gut muskulär und damit aktiv unterstützt werden.

Test: Wie beweglich ist Ihr Brustkorb?

Mit einem einfachen Maßband können Sie Ihren Brustkorbumfang messen. Diese Messung machen Sie dreimal. Führen Sie die Messung einmal nach einer normalen Ausatmung durch. In dieser Atemphase können Sie den Brustkorbumfang in Ihrer Atemruhelage vermessen. Dann atmen Sie maximal ein und messen am Ende dieser größtmöglichen Einatmung, wie weit Sie Ihren Brustkorb für die Einatmung weiten können. Die Differenz beider Werte gibt Ihnen direkt Auskunft darüber, wie beweglich und elastisch sich Ihr gesamter Brustkorb in der Einatmung verhält und wie weit er sich für Ihre Atmung öffnen kann. Als letzten Wert messen Sie den Brustkorbumfang nach Ihrer maximal verstärkten Ausatmung. Dazu atmen Sie so viel Luft aus, wie Sie nur können. Mit diesem Messwert können Sie ersehen, wie weit sich Ihr Brustkorb nach innen bewegen, also verkleinern kann. Sie können Ihre gemessenen Werte mit den Normwerten für die Brustkorbbeweglichkeit vergleichen. Bei maximaler Einatmung sollte sich Ihr Brustkorbumfang um 4 bis 8 cm vergrößern. Bei maximaler Ausatmung verkleinert sich der Brustkorbumfang um 2 bis 5 cm. Am besten notieren Sie sich diese Atemwerte für spätere Vergleiche. Mit Ihren Werten können Sie den Erfolg Ihrer Atemübungen und die dadurch ausgelösten Veränderungen direkt messbar und erkennbar machen.

Warum der Brustkorb beweglich sein muss – das bringt's

Stellen Sie sich vor, Sie müssten einen Luftballon in einer Milchpackung aufpusten. Klappt nur so weit, bis der Luftballon mit seiner Luftfüllung an der Innenseite der Verpackung angekommen ist – dann ist keine weitere Ausdehnung mehr möglich. Bei uns Menschen ist der Brustkorb die Milchverpackung und die Lunge der Ballon. Ist nun unser Brustkorb steif, unnachgiebig und unbeweglich, bremst er damit auch die Entfaltungs- und Belüftungsmöglichkeiten der Lunge aus. Das kann ein Grund für das Entstehen von Atemdefiziten und Atemwegserkrankungen sein. Kann sich die Lunge dank eines elastischen Brustkorbs gut ausdehnen, hat sie auch ausreichend Platz, um sich mit Atemluft zu füllen, und sichert damit eine gute Sauerstoffsättigung für alle Anforderungen des Lebens.

Kurzanleitung: So verbessern Sie die Brustatmung

Atmen Sie einmal am Tag bewusst in 3 bis 4 Durchgängen 4- bis 6-mal tief in den Brustkorb ein. Versuchen Sie, mit der Einatmung Ihren Brustkorb gezielt zu weiten. Lassen Sie Ihren Brustkorb mit jeder Einatmung breiter werden. Messen Sie den Umfang des Brustkorbes vor und nach den gezielten Atemübungen durch und bewerten Sie Ihre Beweglichkeit.

Machen Sie in den nächsten 2 bis 3 Wochen folgende Übungen täglich:

- „Besondere Pflegehinweise und Übungstipps für die Phase der Einatmung“ (siehe Seite 44)
- „So trainieren Sie Ihre äußeren Zwischenrippenmuskeln“ (siehe Seite 48)
- „So trainieren Sie Ihre Kopfwendemuskeln“ (siehe Seite 48)

- „So trainieren Sie Ihre Sägemuskeln“ (siehe Seite 50)
- „So trainieren Sie Ihre Treppenmuskeln“ (siehe Seite 52)
- Übungen zur Brustatmung (hier im Anschluss – siehe Seite 80)

Führen Sie nach diesen Übungen wieder die Testmessungen durch und vergleichen Sie die Werte.

ÜBUNGEN ZUR BRUSTATMUNG

57 **Geben Sie Ihrem Brustkorb Widerstand in der Atmung:** Legen Sie ein Handtuch um Ihren Brustkorb und halten Sie die Enden vorne über Kreuz fest. Während der Einatmung ziehen Sie die Enden des Handtuches vorne zusammen und machen es Ihrem Brustkorb damit schwerer, sich zu weiten. So werden die Muskeln stärker gefordert, diese Bewegung zu unterstützen. Beginnen Sie mit einem moderaten Widerstand, den Sie im Laufe Ihres Atemtrainings stetig steigern und an Ihre Muskelfähigkeiten anpassen sollten.

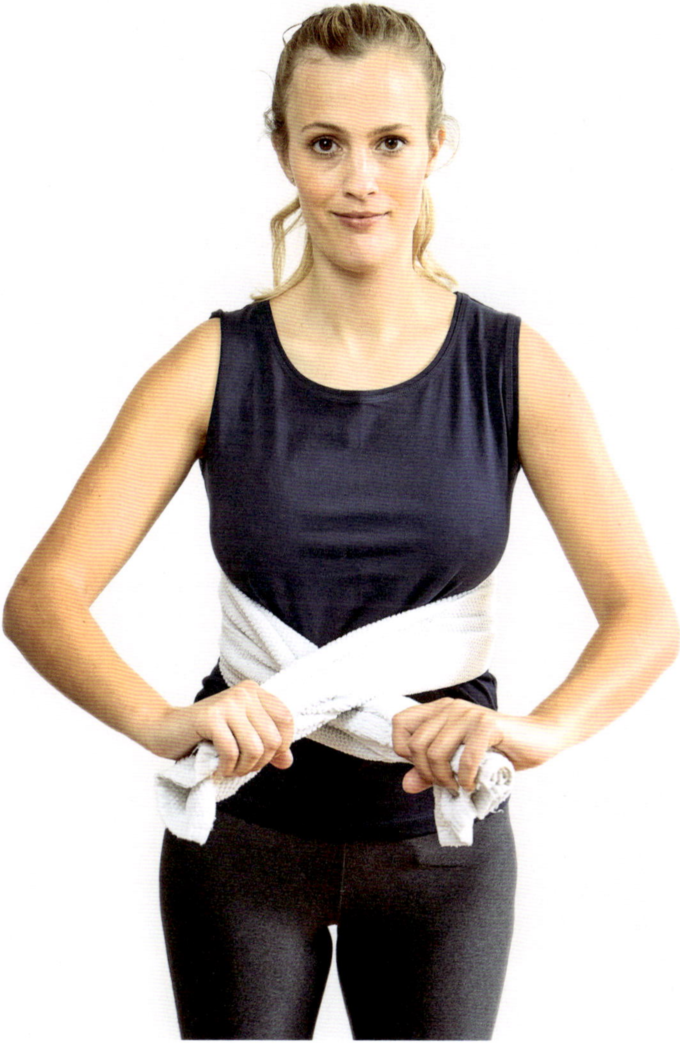

Widerstand gegen die Einatmung mit Handtuch

58 **Diesen Widerstand können Sie sich auch mit Ihren Händen geben:** Legen Sie Ihre Handflächen seitlich an Ihre Rippen und bauen Sie einen leichten Druck gegen Ihre Einatmung auf. Versuchen Sie, die Bewegung der Rippen nach außen zu bremsen.

59 **Wahrnehmung schulen:** Lehnen Sie sich im Sitzen an die Rückenlehne Ihres Stuhles und fühlen Sie die Breite Ihrer Auflagefläche am Rücken. Atmen Sie nun tief ein und spüren Sie, wie Ihr Rücken in der Breite nach außen wächst und sich damit Ihre Auflagefläche zunehmend vergrößert. Dabei weiten sich die Rippen und die Lunge erhält mehr Platz für die Entfaltung und Füllung mit Atemluft. In der Ausatmung verkleinern Sie Ihre Auflagefläche wieder und fühlen, wie sich Ihr Brustkorb zusammenzieht und enger wird. Spüren Sie, wie dieses Zusammenziehen die Atemluft entweichen lässt.

Machen Sie von jeder Übung 3 bis 5 Durchgänge mit jeweils 6 bis 8 Atemzügen.

Zusätzliche Tipps zur Verbesserung der Brustatmung

Um die Brustatmung verbessern zu können, ist es wichtig, den Brustkorb und seine Bewegungsfähigkeiten und -möglichkeiten besser wahrzunehmen. Um ein gesteigertes Körpergefühl kommen wir hier also nicht herum. Dies kann durch die Anwendung von einfachen Hilfen erreicht werden:

- **Packegriffe:** Greifen Sie die Haut an Ihrem Brustkorb mit der Hand. Halten Sie die Haut fest und versuchen Sie, diese etwas abzuheben. Mit Daumen und Zeigefinger können Sie die Haut sehr gut greifen und halten, dann lösen Sie sie langsam wieder. Das aktiviert neben der Durchblutung auch die Wahrnehmungsorgane in der Haut und im Bindegewebe und führt so zu einer besseren Wahrnehmung dieser Region. In der Folge werden Sie dann auch Bewegungen in dieser Region leichter durchführen und besser kontrollieren und koordinieren können. Wiederholen Sie die Packegriffe auf beiden Seiten Ihres Brustkorbes. Packen Sie die Haut auf jeder Seite 10- bis 15-mal und heben Sie das „Paket“ etwa 2 bis 3 Zentimeter ab. Das wiederholen Sie 2- bis 3-mal pro Seite.

- **Klatschungen:** Beklatschen Sie Ihren Brustkorb mit der flachen Hand. Beginnen Sie an der Seite auf den Rippen und arbeiten Sie sich langsam an das Brustbein nach vorne. Für die linke Seite nehmen Sie die rechte Hand und die rechte Brustkorbseite beklopfen Sie mit Ihrer linken Hand. Klatschen Sie auf jeder Seite 10- bis 15-mal mit der flachen Hand und wiederholen Sie das auf jeder Seite 2- bis 3-mal.
- **Wärme/Kälte:** Wärme und Kälte wirken gleichermaßen auf unser Durchblutungssystem und auf die Wahrnehmungsrezeptoren von Haut und Bindegewebe. Wärmeanwendungen, z. B. mit einem Kirschkernsäckchen, Wärmflasche, Rotlichtstrahler, oder Kälteanwendungen mit einem Cool-Pack, Eiswürfeln oder einem kalt abgespülten Waschlappen, können unsere Wahrnehmung optimal auf das Anwendungsgebiet fokussieren. Bringen Sie dazu die Kälte für etwa 1 Minute, die Wärme für 3 bis 8 Minuten an.

Bauchatmung

Die Verbesserung der Beweglichkeit des Brustkorbes ist das primäre Ziel, um der Lunge die bestmögliche Entfaltungsmöglichkeit zu geben. Wenn dies gelungen ist, kommt mit einer verstärkten Bauchatmung das nächste Level auf dem Weg zu mehr Atemkapazität. Durch mehr Bewegung im Bauchbereich erhält die Lunge wichtige Reize, die noch mehr Volumen in die Lunge bringen.

Finden die Bewegungen bei der Atmung vermehrt in der Bauchregion statt, reden wir von der Bauchatmung. Dabei wölbt sich die Bauchdecke etwas nach vorne. Denn bei der Bauchatmung verdrängt das abgesenkte Zwerchfell die Bauchorgane nach vorne unten. Stellen Sie sich einen Spritzenkolben vor, den Sie aus der Spritze nach unten ziehen. Das ist vergleichbar mit dem aktiven Absenken des Zwerchfells bei der Atmung. Halten Sie bei der Spritze (ohne Nadel!) einen Finger auf die obere Öffnung, während Sie den Kolben nach unten ziehen, bemerken Sie einen Unterdruck und wie Ihr Finger angesaugt wird. Nehmen Sie Ihren Finger hingegen von der Öffnung, wird verstärkt Luft in die Spritze gesogen, um den Druck auszugleichen. So entsteht unsere Einatmung. Das Zwerchfell ist nun der Spritzenkolben, der nach unten gezogen werden muss, und verursacht den Unterdruck in der Lunge, die dann schnell mit Atemluft gefüllt werden kann. Bleiben wir beim Bild des Spritzenkolbens, dann drücken Sie jetzt den Spritzenkolben wieder in die Spritze hinein nach oben und halten einen Finger auf die Öffnung. Spüren Sie den enormen Druck in der Spritze, der gegen Ihren Finger drückt? Hier entsteht ein Überdruck, der die verbrauchte Atemluft in der Ausatmung nach draußen befördert. Wenn Sie nun den Finger von der Spritze nehmen, schießt die Luft aus der Spritze nach draußen. Beim Ausatmen wird das Zwerchfell entspannt und drückt wieder nach oben gegen die Lunge – der Druck steigt an und die Ausatmung kann passieren.

Test: Wie bewegungsfreudig ist Ihr Bauch?

Ähnlich wie bei der Messung der Brustatmung können Sie Ihren Bauchumfang während verschiedener Atemphasen messen. Legen Sie das Maßband um Ihre Körpermitte und messen Sie einmal nach einer normalen Ausatmung für die Atemruhelage, nach maximaler Einatmung und nach maximaler Ausatmung, um Ihre Reservekapazitäten zu bestimmen. Diese einfachen Messungen des Bauchumfanges zeigen Ihnen wieder Veränderungen auf, die Sie durch die Anwendung der Übungen in diesem Buch erreicht haben. Führen Sie diese Messungen also am Besten in regelmäßigen Abständen aus und vergleichen Sie Ihre Messergebnisse.

Warum sich der Bauch bewegen soll – das bringt's

Tiefe Atembewegungen in den Bauchraum geschehen meist unbewusst, wenn wir uns in Ruhe befinden oder entspannt sind. Diese Atemform kann auch als eine Hinwendung zu unserer Mitte betrachtet werden. Die Bauchatmung kann also einmal als „energiesparend" angesehen werden, sie senkt unseren Blutdruck und hat auch psychisch entspannende Wirkungen, Stress reduzierende Effekte. Eine entspannte Bauchatmung wirkt positiv auf unsere Fähigkeit, Entspannung zuzulassen, fördert Selbstvertrauen und hat zudem durch die massierenden Bewegungen im Bauchraum verdauungsfördernde Effekte. Durch die enge Zusammenarbeit zwischen dem Zwerchfell und der Beckenbodenmuskulatur ist eine kontrollierte Bauchatmung auch eine wirkungsvolle Hilfe bei bestehender Harn-Inkontinenz (siehe Atmung und Inkontinenz Seite 111).

Kurzanleitung: So verbessern Sie die Bauchatmung

Atmen Sie einmal am Tag gezielt in 3 bis 4 Durchgängen 4- bis 6-mal tief in den Bauch ein. Versuchen Sie dabei, mit der Einatmung Ihren Bauchraum nach vorne und unten zu weiten. Lassen Sie Ihre Bauchdecke mit jedem Atemzug weiter nach vorne kommen. Messen Sie die Bewegungen der Bauchdecken vor und nach den gezielten Übungen durch und bewerten Sie Ihre Beweglichkeit.

Machen Sie in den nächsten 2 bis 3 Wochen folgende Übungen täglich:

- „Besondere Pflegehinweise und Übungstipps für die Phase der Einatmung" (siehe Seite 44)
- „So trainieren Sie Ihr Zwerchfell" (siehe Seite 46)
- „So trainieren Sie Ihre Bauchmuskeln" (siehe Seite 59)
- Übungen zur Bauchatmung (siehe Seite 86)

Führen Sie nach diesen Übungen wieder die Testmessungen durch und vergleichen Sie die Werte.

ÜBUNGEN ZUR BAUCHATMUNG

60 **Fühlen Sie die Bewegung Ihres Bauches:** Atmen Sie tief durch die Nase ein und lassen Sie die Luft weit nach unten zirkulieren. Richten Sie Ihre Wahrnehmung auf die Bauchdecke und spüren Sie, wie sich diese mit der Einatmung zunehmend nach vorne wölbt und hebt. Lassen Sie die Luft langsam und kontrolliert wieder durch Mund und Nase entweichen. Machen Sie hier 3 bis 4 Durchgänge mit je 6 bis 8 tiefen Atemzügen und nehmen Sie die Veränderungen Ihrer Bauchbeweglichkeit bewusst wahr.

61 **Bauchbewegungen können trainiert werden:** Legen Sie sich auf den Rücken und positionieren Sie Ihre Hände auf dem Bauch. Spüren Sie bei jedem Atemzug, wie sich die Bauchdecke und Ihre Hände anheben. Geben Sie sich einen leichten Widerstand und drücken Sie beim Einatmen mit den Händen gegen die Bauchbewegungen. So fordern Sie die Spannkraft Ihres Zwerchfells gezielt heraus. Steigern Sie den Widerstand kontinuierlich, um Ihrem Zwerchfell zu mehr Kraft und Mobilität zu verhelfen. Sie können sich auch Gewichte auf den Bauch legen, die Sie kraft Ihrer Atmung anheben. Machen Sie 3 bis 4 Durchgänge mit je 6 bis 8 Atemzügen.

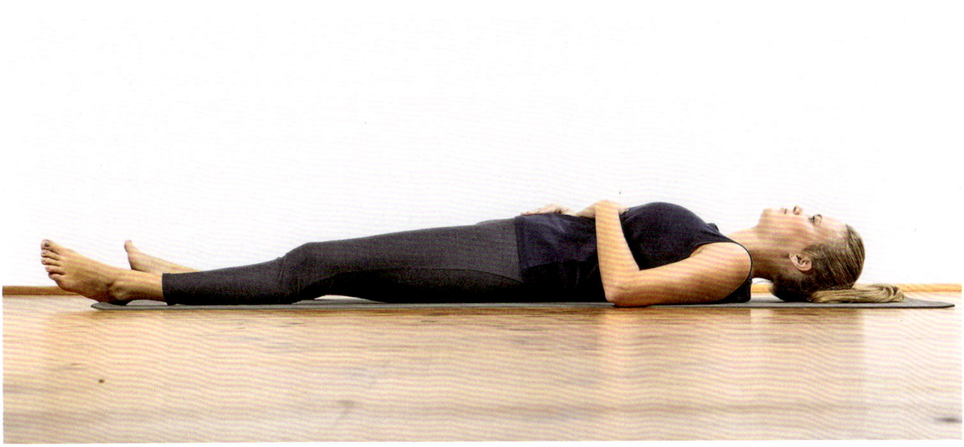

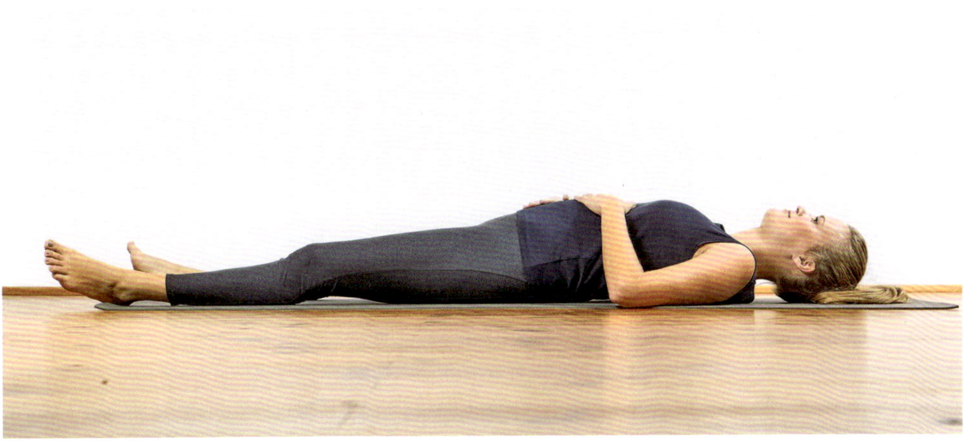

Hände auf dem Bauch positionieren und spüren, wie sich Bauchdecke und Hände beim Ein- und Ausatmen heben und senken

62 **Krafttraining für das Zwerchfell:** Legen Sie sich auf den Bauch und atmen Sie verstärkt mit dem Zwerchfell. Mit der Vorwölbung der Bauchdecke drücken Sie Ihren Oberkörper vom Boden weg – Ihr Oberkörper hebt und senkt sich dabei im rhythmischen Wechsel mit Ihrer Ein- und Ausatmung. So muss die Kraft des Zwerchfells gegen das Gewicht Ihres Oberkörpers arbeiten und wird mit der Zeit immer kräftiger und vor allem koordinierter in der Aktivität. 3 bis 4 Durchgänge mit je 6 bis 8 Wiederholungen sind angebracht.

Zusätzliche Tipps zur Verbesserung der Bauchatmung

Auch um die Bauchatmung verbessern zu können, ist die Wahrnehmung des Bauchraumes, der Bauchdecke und seiner Bewegungsfähigkeiten maßgebend. Dies kann, wie bereits bei der Brustatmung, durch die Anwendung von einfachen Hilfen, wie Sie auf Seite 77 beschrieben sind, erreicht werden.

Flankenatmung

Die Flankenatmung ist der kleine Bruder der Brustatmung, quasi eine Sonderform, bei der eine Seite des Brustkorbes verlängert und damit verstärkt geöffnet (oder aufgedehnt) und die Gegenseite entsprechend verkürzt und zusammengepresst (also komprimiert) wird. In erster Linie ist die Flankenatmung eine Sache der Wahrnehmung und der Kontrolle einzelner Körperabschnitte. Es erfordert ein wenig Übung, die Flanke in eine gedehnte Position zu bringen, und die Gegenseite gleichzeitig „einzurollen“ und eng zu machen. Mithilfe dieser Atemmechanik entstehen andere Luftbewegungen in der Lunge, und es werden im Zuge der Atmung auch andere Bereiche der Lunge verstärkt von der eingeatmeten Luft durchflutet – man spricht auch von „belüftet“.

Warum die Luft in die Flanken soll – das bringt's

Je nach Körperhaltung und Spannungssituation der Muskeln verteilt sich die Atemluft unterschiedlich, und es werden andere Bereiche der Lunge als bei der Brust- und Bauchatmung besonders stark belüftet. In diesem Zuge werden die belüfteten Areale verstärkt durchblutet und durch den Transport der Luft auch gereinigt. Für eine optimale Gesundheit unserer Lunge ist es wichtig, dass möglichst alle Bereiche der Lunge regelmäßig gut durchlüftet (ventiliert) werden. Das sind die wichtigen Trainingsreize für die Bronchien und Alveolen. Nur so kann die Atemluft in alle Bereiche vordringen und damit auch auf einer größtmöglichen Fläche für den Gasaustausch zur Verfügung gestellt werden. Zudem ist eine komplette Belüftung der Lunge auch für die Entfernung von Keimen und Fremdkörpern wichtig. Gerade bei bestehenden Erkrankungen (z. B. bei einer Bronchitis) kann so der Weg der Atemluft mitbestimmt und besser kontrolliert werden.

Bewegung und eine verstärkte Durchblutung sind wichtige Komponenten für unser Immunsystem. Werden die Alveolen regelmäßig komplett und bis in alle kleinsten Winkel gefüllt und belüftet, reduziert dies einmal die Ansammlung von Keimen und Krankheitserregern in der Lunge selbst, und zum anderen steigert dieses Vorgehen die Lungenkapazität und damit auch die körperliche Leistungsfähigkeit.

Kurzanleitung: So trainieren Sie die Flankenatmung

Atmen Sie einmal am Tag gezielt in 4 Durchgängen 4- bis 6-mal tief in eine Seite Ihres Brustkorbes ein. Führen Sie die Durchgänge immer abwechselnd in die rechte und linke Brustkorbseite aus (z. B. 6 Atemzüge in die linke Flanke – 6 Atemzüge in die rechte Flanke). Versuchen Sie dabei, mit der Einatmung eine Flanke zu weiten und immer mehr Platz für die Atemluft und deren Verteilung zu schaffen, während Sie die andere Seite verkleinern.

Führen Sie die nachfolgend vorgestellten Übungen durch. Nehmen Sie die Luftverteilung (Ventilation) wahr und vergleichen Sie die Luftfüllung (auch die gefühlte Luftmenge) Ihrer Flanken vor und nach den Übungen.

ÜBUNGEN ZUR FLANKENATMUNG

63 Mondsichel- oder C-Lage: Legen Sie sich auf den Rücken oder auf den Bauch und bilden Sie mit Ihrem ganzen Körper ein C. Dazu nehmen Sie beide Beine gestreckt auf Ihre rechte Seite, bis Sie spüren, dass sich Ihre rechte Beckenseite etwas anhebt. An dieser Stelle stoppen Sie und lassen das Becken am Boden. Nun legen Sie die Arme neben dem Kopf ab und bringen beide Arme (mit Kopf) ebenfalls auf die rechte Seite. Dabei biegen Sie Ihren Oberkörper auf der linken Seite auf und Ihre rechte Flanke schiebt sich etwas zusammen. So entsteht auf Ihrer rechten Seite vermehrt Platz für die Einatemluft. Bleiben Sie für 4 bis 8 Atemzüge in dieser C-Lage und fühlen Sie der Luftverteilung nach. Versuchen Sie auch, Ihre Atemzüge mit jedem Einatmen zu vertiefen und mehr Luft in Ihre linke Seite zu bekommen. Danach verfahren Sie genauso für die andere Seite: Arme und Beine nach links, die rechte Seite öffnen und wieder tief einatmen. Diese 4 bis 8 Atemzüge machen Sie je 2- bis 3-mal für jede Seite.

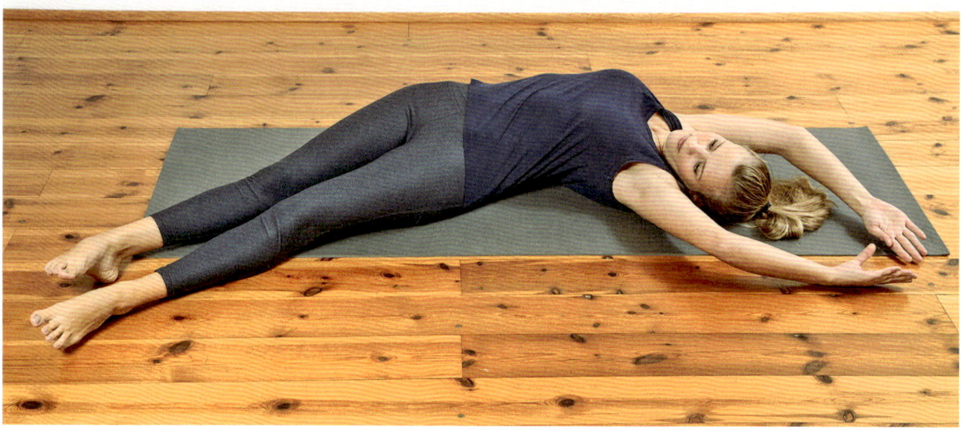

Mond- oder Sichellage

64 In Seitlage angenehm aufdehnen: Legen Sie sich auf eine Seite und packen Sie eine zusammengerollte Decke oder auch ein gerolltes Kissen unter Ihre Flanke. So wölbt sich Ihr Oberkörper auf der Gegenseite auf und die obere Flanke wird aufgedehnt. Beugen Sie die Beine in Hüfte und Knien etwa 90 Grad an und strecken Sie den oberen Arm über den Kopf nach oben, um die Dehnung der Flanke zu verstärken. Nun bewegen Sie das oben liegende Becken nach unten – dies verstärkt die Flankendehnung ebenfalls. Derart vorgelagert, atmen Sie nun tief durch und versuchen bei jeder Einatmung Ihre oben liegende Flanke weit zu öffnen und mit der Atemluft zu fluten. Auf der unteren Seite darf sich der Druck etwas erhöhen. Verbleiben Sie für 4 bis 8 Atemzüge in dieser Position und wechseln Sie dann auf die andere Seite. Nehmen Sie wieder die unterlagerte Haltung mit Decke oder Kissen ein, positionieren Sie Arm und Beine und atmen Sie auch auf dieser Körperseite 4- bis 8-mal mit tiefen Atemzügen in die obere und geöffnete Flanke. Dies wiederholen Sie auf jeder Seite in 3 bis 4 Durchgängen.

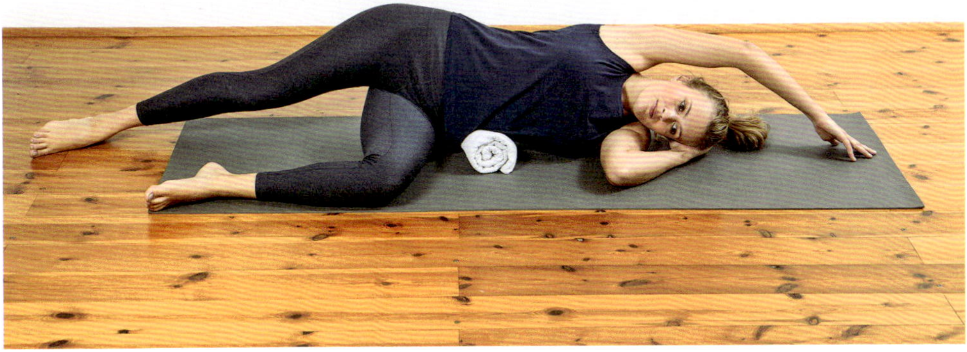

Flankendehnung in Seitlage

65 Dehnung der Flanke im Stehen: Stellen Sie Ihre Füße etwa schulterbreit auf, strecken Sie Ihren Nacken lang nach oben und ziehen Sie beide Schultern etwas nach hinten. Mit diesem Oberkörper-setting richten Sie Ihren Oberkörper für die folgende Übung auf und erleichtern sich dabei die Wahrnehmung. Strecken Sie nun Ihren rechten Arm nach oben und neigen Sie Ihren Oberkörper nach links, bis Sie ein angenehmes Spannen an Ihrer rechten Flanke wahrnehmen. Schieben Sie Ihren rechten Arm weiter nach oben und verstärken Sie die Dehnung. In dieser Position atmen Sie 4- bis 8-mal verstärkt durch und lassen die Einatemluft Ihre rechte Flanke füllen. Danach führen Sie die Übung auch für die andere Flanke durch (heben Sie den linken Arm und beugen Sie den Oberkörper nach rechts). Machen Sie auf jeder Seite 2 bis 3 Durchgänge mit jeweils 4 bis 8 vertieften Atemzügen.

Zusätzliche Tipps zur Verbesserung der Flankenatmung

Gerade bei der Flankenatmung ist eine gezielte Eigenwahrnehmung hilfreich. Dabei gilt es wieder, die körperliche Bewegungsfähigkeit zu fokussieren und der Atemluft dadurch mehr Raum zur Verteilung zu schaffen. Bei der Flankenatmung liegt die Wahrnehmung somit darauf, wie stark sich die Flanke auf der einen Seite ausdehnen und auf der anderen Seite gleichzeitig zusammenziehen kann. Dies kann, wie bereits bei Brust- und Bauchatmung, durch die Anwendung von einfachen Hilfen, wie sie auf den Seiten 77 und 83 beschrieben wurden, erreicht werden.

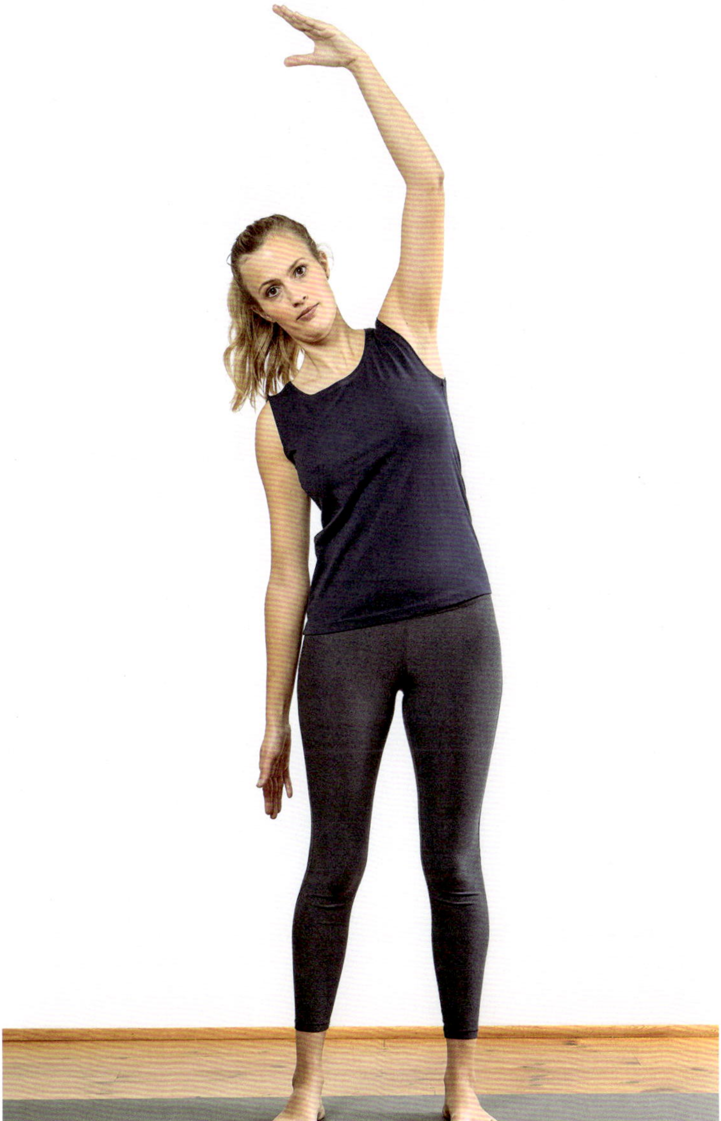

Flankendehnung im Stehen

Special: Atemnot – wenn das Atmen schwierig wird

Wenn uns die Luft wegbleibt und die Atmung Probleme macht, kann das an zwei Arten von Belüftungsstörungen liegen: Entweder sind die Atemwege verengt oder die allgemeine Beweglichkeit der Lunge oder des Brustkorbes ist unzureichend. Beides führt zu Ventilationsstörungen, also Störungen mit resultierender Atemnot. Dabei unterscheidet man zwischen obstruktiven und restriktiven Atemstörungen.

Die obstruktive Störung

Bei einer obstruktiven Störung sind die Atemwege verengt. Das bedeutet, Betroffene müssen besonders beim Ausatmen gegen einen erhöhten Widerstand atmen. Da sich mit zunehmender Ausatmung das Lungenvolumen immer weiter reduziert, sind Betroffene vor allem in der Ausatmung eingeschränkt. Die Lungenbläschen werden nicht gleichmäßig gut belüftet, was langfristig zu einer Überblähung der Lunge (einem Emphysem) und in der direkten Folge zu einem gestörten Gasaustausch mit einer reduzierten Sauerstoffversorgung für den gesamten Körper führt. Im längeren Verlauf kann das gesamte Bronchial- und Lungensystem auch mechanisch geschädigt werden. Charakteristisch für obstruktive Ventilationsstörungen ist eine Erhöhung des Strömungswiderstands der Atemluft.

Erkrankungen mit obstruktiver Ventilationsstörung sind unter anderem Asthma, chronische Bronchitis, COPD, Mukoviszidose und Lungenemphysem.

Die restriktive Störung

Wenn das Lungengewebe nicht elastisch ist und der Brustkorb sich nicht ausreichend weiten kann, steht für die Atemluft zu wenig Füllungskapazität bereit, was zu Atemnot und Belüftungsstörungen führen kann.

Bei den restriktiven Ventilationsstörungen ist also die Dehnbarkeit der Lunge und/oder die mechanische Beweglichkeit des Brustkorbes reduziert. Diese Mobilitätsdefizite führen zu einer reduzierten mechanischen Atmung und in der Folge auch zu Reduktionen einzelner Lungenvolumina.

Beispiele für Erkrankungen und Zustände mit restriktiver Ventilationsstörung sind unter anderem knöcherne Verletzungen, z. B. Brustbeinfraktur, Skoliosen, Thoraxdeformierung, z. B. Trichterbrust, Lungenentzündung (Pneumonie) verursacht eine verminderte Alveolenbelüftung, Verwachsungen des Lungengewebes, neuromuskuläre Erkrankungen.

Der Tiffeneau-Test hilft bei der Erkennung von obstruktiven Störungen

Der Tiffeneau-Test wird im Rahmen einer Lungenfunktionsuntersuchung durchgeführt, und mit ihm kann die sogenannte „Ein-Sekunden-Ausatemkapazität" (FEV1) bestimmt werden. Dabei wird, nach maximaler Einatmung, die maximal mögliche Menge an Ausatemluft in einer Sekunde gemessen.

Falsche Atmung und Atemprobleme

Auch ohne direkt ernsthafte Erkrankung gibt es alltägliche Faktoren, die uns das Atmen deutlich erschweren können. Nicht selten liegt die Ursache für solche Störungen in unbewusst lieb gewonnenen Körperhaltungen. Und nichts ist schwieriger und zäher, als mit solchen Gewohnheiten zu brechen, Stichwort: Lebensstiländerung. Bevor Sie jedoch überhaupt an eine Veränderung denken können und einen Änderungsprozess beginnen, müssen die Fehler zunächst einmal erkannt werden.

Im folgenden Abschnitt geht es um unsere Körperhaltung im Alltag und wie sie einer optimal ausgewogenen Belüftung der Lunge und damit einer effektiven Atmung im Wege stehen kann. Dass eine ungünstige Körperhaltung, zu starre Muskelspannung und Co an schmerzhaften Veränderungen am Bewegungsapparat beteiligt sind, hat sich mittlerweile herumgesprochen. Diese Faktoren gehen in ihrer Wirkung aber noch tiefer und greifen in weiterführende Prozesse der Körpersteuerung ein. Die mechanischen Auswirkungen von ungünstiger Körperhaltung und unangemessener Gewebespannung, also der Spannung von Muskeln, Nerven und Faszien (Bindegewebe), betreffen unter anderem auch die Atmung und die Durchblutung – und damit unweigerlich die energetische Versorgung unseres gesamten Körpers. Nicht selten bemerkt jeder von uns eine ganze Kaskade dieser Haltungsauffälligkeiten an sich, und darin steckt letztlich ein großes Potenzial, denn mit nur einfachen Mitteln gelingt es Ihnen, Ihre Gesundheit deutlich zu fördern und zu verbessern.

!

Eine ungünstige Körperhaltung und die erhöhte Spannung von Muskeln und Faszien wirken sich auch negativ auf die Atmung und die Durchblutung aus.

Wir sitzen mehr, als gut für uns ist

Das Bewegungsverhalten und die damit einhergehende Körperhaltung haben sich in den letzten Jahrzehnten nicht unbedingt zum Vorteil verändert. In vielen Berufen hat eine immens einseitige Sitzkultur Einzug gehalten, und gleichzeitig sind die körperlichen Bewegungsanforderungen und leider auch die Motivation für Bewegung deutlich gesunken. In dieser Entwicklung ist die natürliche Bewegungsfreude einer statischen Zwangshaltung gewichen.

Das Sitzen ist nicht unbedingt das personifizierte Böse, sollte jedoch in Maßen genossen werden und immer mit ausreichend Ausgleich in Form von möglichst vielseitiger Bewegung unterfüttert werden. Wir verbringen etwa zehn bis 14 Stunden pro Tag in sitzender Körperhaltung, nutzen dabei nur noch etwa ein Fünftel der Beweglichkeitsvielfalt unserer Gelenke, verlieren Muskelmasse und Körpergefühl und etablieren einseitige Gewohnheitshaltungen und immer gleichbleibende Bewegungsmuster. Bei langem Sitzen ist die Auseinandersetzung mit der Schwerkraft ein schier auswegloses Unterfangen und meist siegt das Schwerkraftmonster. Irgendwann folgen unsere Körperregionen dann dem Ruf dieser Wirkung und ein eingesunkener Oberkörper, eine unbewegliche Wirbelsäule und unflexible Muskeln, Sehnen und Faszien sind die Folge.

Bewegungsmangel und eine drastisch reduzierte Bewegungsvariabilität verstärken zusätzlich die Beweglichkeitsdefizite der Gelenke, die Verspannungen von Muskeln und Bindegewebe oder die Drucksituation der Nerven. Ein eingesunkener Oberkörper reduziert die Beweglichkeit des Brustkorbes und hindert gleichzeitig auch die Rippen daran, sich während der Einatmung weit zu stellen und der Lunge damit den erforderlichen Platz für die Atmung zu verschaffen.

Auch eine steife und unbewegliche Wirbelsäule verstärkt diesen Effekt und nimmt der Lunge damit ebenfalls die Möglichkeit, sich während der Phase der Einatmung auszubreiten. Zudem erhöht sich in dieser monotonen Körperhaltung der Druck auf die inneren Organe des Bauchraumes und verhindert in der Folge einen optimalen Einsatz des Zwerchfells als Atemmuskel. Die dabei entstehenden Druckveränderungen im Brustkorb greifen irgendwann auch auf das Blutsystem über, reduzieren den Gasaustausch in der Lunge und den Blutstrom in verschiedenen Bereichen des Körpers. So wird die Sauerstoffsättigung von Organen und Muskeln reduziert, was einer vorzeitigen körperlichen und geistigen Ermüdung Tür und Tor öffnet.

Hochatmung oder Schulteratmung

!

Schulteratmung ist der Versuch, die eingeschränkte Weite des Brustkorbes durch eine Bewegung in die Länge nach oben wettmachen oder auszugleichen.

Bei vielen Menschen lässt sich eine zu flache und damit eine reduzierte Atmung feststellen. Oft bewirken hier eine einseitige Körperhaltung und eine alternative und nicht ausreichende Atemmechanik eine reduzierte Atemleistung. Statt den vollen Brustkorbumfang für die Füllung der Lunge zu nutzen, weichen viele Menschen in eine alternative Atemmechanik aus und atmen dabei zu hoch in Richtung Hals oder Schultern.

Ob Sie zur Hochatmung neigen, erkennen Sie so: Das Schlüsselbein und die erste und zweite Rippe bilden den oberen Abschluss des Brustkorbes. Wenn sich diese Region bei der Einatmung mehr bewegt, als der Brustkorb sich weitet, kann von einer ungünstigen alternativen Atemmechanik gesprochen werden. Oft werden auch noch die Schultern als ergänzende Hilfskraft hochgezogen. Mit dieser mechanischen Option werden alle Muskeln, die den Schultergürtel und den Brustkorb anheben können, eigentlich als Atemmuskeln missbraucht und damit über Gebühr beansprucht und belastet. Diese Form der Atembewegung bringt deutlich mehr Aktivität in die Schulter-Nacken-Muskeln. Denn diese müssen die Schultern durch Spannungsaufbau anheben. So entstehen neue Spannungsfelder, die dann wieder körperliche Beschwerden auslösen und unterhalten können; wie beispielsweise Nackenschmerzen, Kopf- und Gesichtsschmerzen, Kiefergelenksstörungen, Sehstörungen, Tinnitus oder Störungen der Schultergelenke. Werden bei der Atmung zu geringe Brustkorbbewegungen benutzt, kann sich auch die erforderliche Druckveränderung nicht ausreichend aufbauen, und es erfolgt ein unzureichender Gasaustausch mit Sauerstoffmangelversorgung.

Das Zwerchfell und der Bauchdruck im Sitzen

Auch das Zwerchfell hat seine liebe Mühe mit einer monotonen Körperhaltung. Wer selbstvergessen vor der Arbeit sitzt und dabei eine eingesunkene Haltung nutzt, spürt schon nach kurzer Zeit den enormen Druckaufbau in Brust- und Bauchraum inklusive der reduzierten Bewegungsmöglichkeiten für den Brustraum. Der Oberkörper senkt sich mit der Zeit zwangsläufig ab, die Schultern hängen und bewegen sich immer mehr nach vorne. Da wir mit dem Becken auf unsere Sitzgelegenheit drücken, wird der gesamte Druck des Oberkörpers in die untersten Körperregionen geleitet: in die Weichteilregion des Bauches. Derart unter Druck gesetzt, kann das Zwerchfell auch keine großen Bewegungen mehr nach unten vollführen. So verliert das Zwerchfell in dieser Zwangslage immer mehr an Kontraktionskraft und verlernt regelrecht die optimale Anspannung für eine gute Atmung. Auch können die Bauchorgane dem Druck des Zwerchfells nicht mehr so einfach aus dem Weg gehen, da der Weg nach unten durch den Gegendruck versperrt wird. So wirkt dieser Gegendruck, der zunächst über das Becken in die Bauchorgane kommt, einer effektiven Atmung entgegen und reduziert die normalerweise stattfindenden Atembewegungen von Brustraum und Lunge.

Und als wäre das alles nicht genug, trägt noch ein etwas fehlgeleitetes Schönheitsideal – nämlich „Bauch rein – Brust raus" – in unserer heutigen Zeit seinen Teil zu einer erschwerten Atmung bei. Wird der Bauch aktiv eingezogen, reduziert diese Spannung ebenfalls eine effektive Atemmechanik. Nicht alles, was dem Zeitgeist entspricht, ist immer gesundheitlich ratsam. Der Bauchraum benötigt Freigang und sollte nicht eingezwängt werden. Weder durch textile Hilfen noch durch unangemessene Muskel-

!

Das veraltete Motto „Bauch rein – Brust raus" erschwert die Atmung. Der Bauchraum will frei sein.

spannungen. Freier Bauchraum bedeutet in diesem Fall auch eine freie Atmung.

Verkrampfte und verspannte Atemmuskulatur

Wir wissen, dass unser Organismus zu größtmöglicher Ökonomie strebt und in möglichst vielen Körpersystemen ein Gleichgewicht der Kräfte herstellen will. Das bedeutet, unsere Steuerzentrale will mit möglichst geringem Aufwand eine optimale körperliche Funktionsfähigkeit etablieren. Dies geschieht mit unbewusster Steuerung. Nur wenn wir über die täglichen Anpassungen nicht bewusst nachdenken müssen, unserer Körper sie aber jederzeit reguliert, sparen wir Energie für andere Dinge wie Arbeit, Sport oder andere Freizeitaktivitäten.

Körperhaltung und Atemmuskeln sind direkt verbunden

!

Eine monotone Körperhaltung geht nicht spurlos und effektlos an der beteiligten Muskulatur vorbei, sondern verändert diese nachhaltig.

Die direkten Folgen einer eingesunkenen Körperhaltung betreffen unter anderem auch unsere Atemmuskeln. Dabei handelt es sich ja um Muskeln, die im Brustkorb, im Bauch und in der Schulterregion liegen – und das sind die Körperregionen mit den deutlichsten Veränderungen bei einer ungünstigen Körperhaltung. Die Muskeln werden sich, ganz im Geist der Ökonomie, an diese Haltung anpassen und hierzu ihre Spannung, Durchblutungssituation und Aktivitätsfreude verändern. Die „Werkseinstellungen" in den Bereichen Haltung und Gewebespannung, die wir vor der permanenten Dauersitzbelastung hatten, kann als bestmögliche Grundeinstellung angesehen werden. Das ist quasi die optimale Firmware zur Steuerung aller lebenswichtigen Prozesse. Durch die Kompromisse, die unser Körper aufgrund der vielen Zwangshaltungen in unserem Alltag eingehen muss, werden diese Werkseinstellungen nun mit allen Konsequenzen verändert.

Denkhilfe: Stellen Sie sich mal vor, welche Folgen es hätte, wenn irgendein Laie in den Tiefen Ihres Computers die Werkseinstellungen der Steuerungen verändern und irgendwo an neuralgischen Punkten ein paar Nullen und Einsen vertauschen würde. Das würde sicherlich nicht zur Stabilisierung des Systems beitragen, sondern vielleicht eher einen Absturz herbeiführen. Mit unserem Körper ist es genauso. Sind die Stellgrößen verändert und die Systeme aus dem Gleichgewicht gebracht, benötigen Sie einen Reset oder zumindest eine Möglichkeit, zum Ausgangswert zurückzufinden.

Haben sich die Muskeln des Brustbereiches an die neuen Bedingungen angepasst und ihre Gewebespannung dauerhaft neu eingestellt, hat dies unweigerlich Auswirkungen auf ihre ursprüngliche Funktion bei der Atmung. Sie können dann erforderliche Atembewegungen von Rippen, Brustbein oder Wirbelsäule nicht mehr optimal unterstützen und es entsteht ein mechanisches Defizit in der Bewegungsvariabilität und der Bewegungssteuerung. In der Folge wird der Brustkorb zunehmend steifer und unbeweglicher und wird in diesem Zustand die Entfaltungsmöglichkeiten der Lunge reduzieren. Verspannte Muskeln haben die Eigenart, unelastischer und unbeweglicher zu werden. Die zugehörigen Sehnen und das umgebende Bindegewebe verlieren ebenfalls dynamische Elastizität, was in der Folge zu einer Art „Fesslung" für Brustkorb und Lunge führen kann.

Folgen einer falschen Körperhaltung

Wird die Atmung durch diese oder ähnliche mechanischen Stolperknüppel erschwert, folgt automatisch eine reduzierte Luftaufnahme mit einem resultierenden Sauerstoffmangel für den gesamten Organismus. Wird weniger Sauerstoff in die Blutbahn aufgenommen und verteilt, hat dies Veränderungen der Durchblutungssituation zur Folge, da dieses System direkt mit der Atmung gekoppelt ist und auf Veränderungen immer reagieren muss. Der Körper muss mehr Blut mit immer höherer Geschwindigkeit durch den Körper jagen, um das Defizit auszugleichen. So verändern sich weitere Stellgrößen der Körperregulation in ungeahnten Dimensionen und ebnen krankhaften Veränderungen in verschiedenen Bereichen letztlich den Weg.

Rechtsherzvergrößerung: Herz und Lunge sind ein Tandem

!

Die Symptome einer Rechtsherzhypertrophie können Müdigkeit, Abgeschlagenheit, Schwindel, Kurzatmigkeit oder Kopfschmerzen sein.

Von größerer gesundheitlicher Bedeutung sind Veränderungen am Herzen. Vor allem die rechte Herzkammer, die den Lungenkreislauf versorgt und somit für die Sauerstoffaufnahme zuständig ist, kann sich bei gesteigerter Belastung ungünstig verändern. Man spricht dann auch von einer Rechtsherzhypertrophie. Der Herzmuskel reagiert auf zunehmende Belastung wie alle anderen Muskeln auch. Er wird dicker, um die Belastung auf eine größere Fläche verteilen zu können. Leider bringt die Massezunahme der rechten Herzkammer auch Nachteile: Die Muskelzellen werden so groß, dass sie nicht mehr ausreichend mit Sauerstoff versorgt werden können. Dann entsteht ein Leistungsdefizit mit reduzierter Sauerstoffversorgung für den gesamten Körper. Zudem erhöht sich mit dem Massenzuwachs auch der Anteil an fibrösem Bindegewebe in der rechten Herzkammer, was zu einem Elastizitätsverlust führen kann. Ursachen für diese Entwicklung können Atemwegserkrankungen sein (COPD, Asthma, chronische Bronchitis etc.) oder auch Herzerkrankungen (z. B. Linksherzinsuffizienz mit Rückstau in die Lungenarterie, Herzklappenfehler).

Vielfältige Beschwerden

Sauerstoffmangel und Durchblutungsveränderungen sind plausible Erklärungen für weitere körperliche Beschwerden und Symptome wie beispielsweise eine Neigung zu Kopfschmerzen, Konzentrationsschwächen, Nackenschmerzen, Gesichtsschmerzen, Tinnitus, Kieferprobleme, Kurzatmigkeit und Atemnot (vor allem bei körperlicher Anstrengung), ein gesteigertes Druckempfinden oder ein Engegefühl im Brustraum, vorzeitige Ermüdung bei geistiger oder körperlicher Arbeit, zunehmende Schlafstörungen

(Einschlaf-, Durchschlaf- oder auch Ausschlafstörungen) und ein deutlich verändertes Stresserleben.

Die Zellen übersäuern

Auf Zellebene kann eine reduzierte Atemfähigkeit mit Sauerstoffmangel auch zur Übersäuerung des Gewebes und zu Einschränkungen in der Energiebereitstellung führen. Eine schlechte Atmung ist also ein direkter Grund für eine handfeste körperinterne Energiekrise. Hat sich auf Zellebene ein Sauerstoffmangel etabliert und ist das Gewebe in einer Übersäuerung, handelt es sich dabei auch um einen entzündungsunterstützenden Zustand. Die hohe Aktivität von sogenannten pro-inflammatorischen Zytokinen können Entzündungszustände etablieren oder verstärken. Diese Vorgänge sorgen z. B. für längere Regenerationszeiten nach sportlicher Aktivität oder auch nach einer einfachen Verletzung am Bewegungsapparat. Ist unser Organismus in diesen ungünstigen Einstellungen gefangen, verlängern sich Reparaturzeiten, und überschießende Entzündungsreaktionen machen eine Regeneration unangenehm langwierig und manchmal auch unvollständig.

Ein Training der Atemmechanik und der verstärkte und bewusste Gebrauch der Atemmuskeln führen unweigerlich zu einer Verbesserung der Atemfähigkeiten. Ein Besinnen auf die grundlegenden körperlichen Kräfte kann hier ein großer Katalysator für eine schnellere Regeneration, effektiver arbeitende Körpersysteme und damit letztlich auch für mehr Gesundheit sein.

Wie die Atmung uns heilen kann

!

Kontrolliertes Atemtraining hat viele positive Effekte auf unsere körperliche und seelische Gesundheit.

Der menschliche Organismus ist hochgradig regenerativ und hat die Fähigkeit zur Selbstheilung. Dabei sind die Heilkräfte unseres Körpers allerdings in hohem Maße von unserem energetischen Zustand abhängig und das nicht unbedingt primär im esoterischen, sondern zunächst einmal ganz pragmatisch im stofflichen Sinne. Das Leben an und für sich kostet uns einfach Energie, die wir in Form von Nahrung aufnehmen können. Mit diesem Energiedepot leistet unser Körper Erstaunliches.

Wie bereits erwähnt, läuft die Atmung überwiegend automatisiert ab und bedarf im Normalfall keiner bewussten Einflussnahme oder Kontrolle. Manchmal ist es aber sinnvoll, dass wir uns vorsätzlich und mit voller Aufmerksamkeit mit unserer Atmung befassen und mit der Frage, was sie verbessern könnte. So lassen sich größere Einschränkungen vermeiden oder nicht selten auch wieder reversibel machen.

Die Studienlage in Bezug auf ein kontrolliertes Atemtraining zeigt vor allem positive Effekte auf viele körperliche Lebensbereiche. So können

- Schmerzen am Bewegungsapparat (z. B. an Wirbelsäule und Gelenken) gezielt reduziert,
- Atemnot in Stresssituationen gelindert
- und auch das Immunsystem gestärkt werden.
- Aber auch psychische Veränderungen wie Depressionsneigung oder Ängste lassen sich durch Pflege und Training des Atemsystems positiv beeinflussen und vielleicht auch etwas besser kontrollieren.

Die Liste an positiven Wirkungen, die aus einer Verbesserung der Atemfähigkeiten resultieren können, ist lang und zeigt eindrucksvoll, dass es sich durchaus lohnt, sich intensiv mit der Atmung auseinanderzusetzen und mit gezielten Übungen Einfluss zu nehmen.

Atmung und Durchblutung

Zäumen wir das Pferd einmal von hinten auf. Viele Menschen leiden heutzutage an vielfältigen Schlafproblemen. Dabei kommen sowohl Einschlaf- als auch Durchschlaf- oder Ausschlafstörungen häufig vor, die unsere verdiente Nachtruhe und die dabei ablaufenden Regenerationsprozesse nachhaltig stören. Sicherlich gibt es viele Ursachen für diese Schlafstörungen. Energiemangel und eine Überdosis Stress sind nur zwei davon. Zu wenig Schlaf führt zu einer verzögerten oder unvollständigen Regeneration und damit zu einer reduzierten Energiespeicherung. Wer einmal an Schlafstörungen gelitten hat, aus welchem Grund auch immer, wird dieses Gefühl immer in schlechter Erinnerung behalten. So kann es zu einem Energiemangel kommen, der dann in der Konsequenz alle Systeme des Körpers betrifft.

Schlechter Schlaf gleich wenig Energie

Eine unzureichende Atmung mit einer reduzierten Sauerstoffaufnahme verstärkt diese Effekte durch unzureichenden Energienachschub. Und wie wollen Sie Leistung bringen, wenn Ihnen der Energienachschub fehlt? Nur durch eine Atmung, die imstande ist, sich an verschiedene Belastungen und Anforderungen anzupassen, sind Sie in der Lage, die geistigen und körperlichen Herausforderungen des Lebens zu meistern. Nachgewiesenermaßen geht eine Verbesserung der Atemkapazitäten mit einer Steigerung der Durchblutungsleistung einher und optimiert auch die Energieversorgung. Wir erinnern uns: Nur durch die ausreichende Versorgung mit Sauerstoff kann unser Körper in den Zellen Energie freisetzen und für alle Prozesse nutzbar machen.

Atmung – der Weg zu besserem Schlaf, mehr Sauerstoff und weniger Stress

Demnach gilt hier folgende logische Anwendungskette: Eine verbesserte Atmung führt zu einer optimierten Sauerstoffaufnahme und einer effizienteren Durchblutung. Mehr Sauerstoff befähigt unseren Körper, mehr Energie freizusetzen. Ein Mehrangebot an verwertbarer Energie reduziert Ermüdungserscheinungen und fördert damit eine raschere körperliche und geistige Regeneration. Mit der Einatmung erhöht sich automatisch der Herzschlag, um die eingeatmete Sauerstoffmenge auch möglichst schnell in den Körper (dort vor allem in die Gliedmaßen) zu transportieren. Mit der Ausatmung reduziert sich der Herzschlag. Diese Mechanismen können bewusst zur Entspannung und Stressreduktion eingesetzt werden. Und wer weniger Stress hat, schläft eindeutig besser. Ein Zusatznutzen entsteht in diesem Zusammenhang für das Immunsystem. Wer besser schläft, weniger Stress hat (oder eine höhere Stresstoleranz besitzt) und über eine optimierte Sauerstoffversorgung mit besserer Energieversorgung verfügt, hat ein deutlich stabileres und effizienter arbeitendes Immunsystem. Dies äußert sich in einer auffällig geringeren Infektanfälligkeit und auch in einer beschleunigten Regenerationsfähigkeit nach körperlicher Belastung (z. B. Sport) oder nach einer Verletzung. Durch diese Anpassungsregulationen kann sich unser Körper schnell auf neue Bedingungen und einen neuen Sauerstoff- bzw. Energiebedarf einstellen. Ein trainiertes Atemsystem kann die Leistungsfähigkeit im Alltag und bei sportlicher Belastung durchaus positiv beeinflussen und speziell im sportlichen Leistungsgefüge das Zünglein an der Waage sein, das am Ende zwischen Sieg und Niederlage entscheidet.

Da vor allem die Einatmung die Durchblutungssituation ankurbelt, um den eingeatmeten Sauerstoff auch im gesamten Körper zu verteilen, sind Übungen zur Verbesserung der Einatmung hilfreich. Dazu nutzen Sie die Übungen Nr. 34 bis 46 und die Übungen 57 bis 65 zur Optimierung von Bauch-, Brust- und Flankenatmung.

Atmung und Schmerzkontrolle

Die positiven Effekte einer optimalen Atmung führen uns direkt zu einer gesteigerten körperlichen Stresstoleranz. Das bedeutet, dass wir Schmerz nicht so stark wahrnehmen. Somit kann das Atemsystem auch als Schmerz reduzierendes Element eingesetzt werden. Nicht umsonst werden Atemtechniken in der Geburtsvorbereitung gelehrt und dann auch erfolgreich zur Schmerzkontrolle während der Geburt eingesetzt.

!

Vor allem bewusstes, langsames und kontrolliertes Atmen kann unsere Wahrnehmung von Schmerzen reduzieren.

Seit mehreren Jahren gibt es Forschungen zum langsamen und bewussten Atmen im Bereich der Schmerztherapie. Es sind in erster Linie chronische Schmerzpatienten, wie z. B. bei Fibromyalgie, Kopf- oder Rückenschmerzen, die von den speziellen Atemtechniken und einer Verbesserung der allgemeinen Atemfähigkeit zu profitieren scheinen. Bereits 2010 konnten amerikanische Forscher im Fachmagazin Pain die schmerzlindernden Effekte von langsamem Atmen veröffentlichen. Langsames Atmen kann die Schmerzwahrnehmung reduzieren und Schmerzempfindungen drosseln. Erklären lassen sich diese Effekte unter anderem mit den Auswirkungen von flacher und schneller Atmung. Flache und schnelle Atemzüge erhöhen die Spannungssituation der Muskeln und Faszien und sind somit auch für eine übermäßige Aktivierung des Nervensystems verantwortlich. Diese erhöhte Spannungslage im Bewegungsapparat, gekoppelt mit einer deutlich höheren Aktivität des Nervensystems, sind oft Auslöser von Schmerzen am Bewegungsapparat. Und sie hält Schmerzen aufrecht und verstärkt sie.

Tiefe und entspannende Atemtechniken, wie beispielsweise eine verstärkte Zwerchfell- oder Bauchatmung (Übungen 34 bis 36 und 60 bis 62), durchbrechen diesen Kreislauf. So können Schmerzen einfach weggeatmet werden.

Der Teufelskreis aus Anspannung, flacher Atmung und Angst

Bei Schmerz ist häufig ein Teufelskreis aus flacher Atmung, unverhältnismäßiger Muskelanspannung und Angst zu erkennen. Viele Schmerzpatienten haben ein verändertes Atemmuster und zeigen Fehlatmungen wie beispielsweise eine Hochatmung oder zu geringe Brustkorbbewegungen. Dies resultiert zum Teil aus einer Schonhaltung und auch aus Schutzmechanismen, die bei bestehenden Schmerzen unbewusst eingenommen und aktiviert werden, und einer stetig ansteigenden Angst vor erneutem Schmerz. Für eine schmerzfreie Bewegungsfähigkeit sind freie Beweglichkeit aller Gelenke und eine bestmögliche Spannungskontrolle und -anpassung der Muskulatur jedoch unbedingt erforderlich. Mit Schmerzen fallen diese Prozesse zunehmend schwerer.

Ein gutes Mittel zur Schmerzkontrolle: die Vollatmung

Mit der Vollatmung verbinden sich Bauch-, Flanken- und Brustatmung zu einem einzigen großen Bewegungsablauf, mit dem es möglich wird, in die schon beschriebenen Körperprozesse effektiv einzugreifen. Um eine möglichst große Atemtiefe zu erreichen, sind Konzentration und die Kenntnis über die drei grundlegenden Atemmechaniken (Techniken) erforderlich. Starten Sie in einer bequemen Position, z. B. in Rückenlage auf einer Matte, mit einem Kissen unter dem Kopf. Sie können auch Ihre Knie mit einer Decke oder einer Knierolle unterlagern.

Ziel der Vollatmung: Kombinieren Sie die Atembewegungen vom Bauch, über die Flanke (Herzatmung) bis in die Lungenspitzen am Schlüsselbein (Brustatmung).

Durchführung: Kontrollieren Sie Ihre Einatmung und forcieren Sie für 3 bis 5 Atemzüge die Bauchatmung. Dann lassen Sie Ihre Einatmung höher wandern und lassen die Luft für weitere 3 bis 5 Atemzüge nun auch in die Flanken einströmen. Kontrollieren Sie die Muskelspannung und lassen Sie den Atem entspannt fließen.

In einem letzten Schritt lassen Sie die Atemluft mit 3 bis 5 Atemzügen bis in die Lungenspitze nach oben strömen, sodass der Atemzug jeweils oberhalb Ihrer Schlüsselbeine ankommt.

Atmung und Schlaf

Eine wichtige Bedingung, um im Tagesverlauf frisch und energiegeladen allen Aktivitäten nachgehen zu können, ist eine gute Nachtruhe und ein erholsamer Schlaf.

Was guten Schlaf auszeichnet

Die ideale Schlafdauer sollte nicht unter sechs Stunden liegen und die individuelle Wohlfühl-Schlafdauer liegt meist zwischen sieben und acht Stunden. Der Schlaf ist in Schlafphasen unterteilt. Dabei werden Leichtschlaf- von Tiefschlafphasen und vom REM-Schlaf unterschieden. Diese Phasen laufen in einem Zyklus von 80 bis 100 Minuten ab. In dieser Zeit wechseln wir durch die Schlafphasen. In einer Nacht durchlaufen wir diesen Schlafzyklus drei bis fünf Mal – je nach Schlafdauer. Ein Schlafzyklus beginnt mit der Leichtschlafphase, in der die Muskulatur entspannt, die Körpertemperatur absinkt und sich die Wahrnehmung der Umgebung reduziert. Zudem sinken Atemfrequenz und Puls ab. In den Tiefschlafphasen verarbeitet unser Gehirn das am Tag Gelernte oder sortiert Erlebtes.

In den Tiefschlafphasen kommt es auch zu einer Atmung-Puls-Synchronisation, bei der sich Atmung und Puls in einem Verhältnis von eins zu vier einpendeln. Als optimal kann die Verteilung 15 Atemzüge zu 60 Herzschlägen angesehen werden. Die automatische Regulation von Atmung und Herz auf dieser Frequenz ist ein Qualitätsmerkmal für den Schlaf und ermöglicht uns eine erholsame Regeneration. Setzen Sie dieses Synchronisationsmuster ruhig auch in den Übungen um: Beruhigen Sie Ihren Herzschlag auf 60 pro Minute – und pendeln Sie Ihre Atemfrequenz auf 15 Atemzüge pro Minute ein.

Zu den weiteren Qualitätsmerkmalen eines erholsamen Schlafes gehören unter anderem eine kurze Einschlafzeit von 15 bis höchstens 30 Minuten, etwa 20 Prozent Tiefschlafphase, 25 Prozent Leichtschlafphase, und bei gelegentlich unbemerktem Aufwachen sollten Sie schnell wieder einschlafen können. Verschiedene Faktoren wie Lärm, Licht, Sauerstoffgehalt der Luft, Schlafsituation (Bett, Kissen etc.), körperlicher oder psychischer Stress, Erkrankung oder schlicht eine schlechte Atemfähigkeit beeinträchtigen unseren verdienten Schlaf.

Wenn's eng wird: die Nasenatmung

Eine weitere Bedingung für ein erholsames Schlaferlebnis ist die Fähigkeit, alle Körperfunktionen, wenn auch in reduzierter Weise, aufrechterhalten zu können. Da Atemfrequenz, Puls und Blutdruck im Schlaf absinken, ist die Sauerstoffversorgung verstärkt von der Mund- und Nasenatmung abhängig. Doch genau damit haben viele Menschen Probleme. Die Nase stellt das „Nadelöhr dar, durch das sich der benötigte Sauerstoff quetschen muss. Die Nase ist meist die engste Stelle und wird zudem oft nur vernachlässigt gepflegt.

Nun kommt Atemproblemen eine besondere Bedeutung zu. Mehr als die Hälfte des Strömungswiderstandes für die Atemluft entsteht in der Nase, und die Nasenflügel sowie die Schleimhaut der Nasenmuschel sind maßgeblich an diesem Widerstand beteiligt. Nachts treten häufig normale Schleimhautschwellungen auf, die einen unruhigen Schlaf mit sich bringen. Bereits ein kleiner Schnupfen oder eine allergische Reaktion können diese Effekte verstärken. Hier empfehlen sich die Pflegetipps und Übungen zu den oberen Atemwegen (Übung 1 bis 12). Wenn die Nasenatmung nicht ausreichend funktioniert, treten gerne auch noch andere Probleme wie Schnarchen bei zu intensiv eingesetzter Mundatmung auf. Reicht die Kombination aus Mund- und Nasenatmung nicht mehr aus, um den Sauerstoffbedarf zu decken, kommt es oft zu einer sogenannten „Weckreaktion" mit Atemnot, Herzrasen und Angstgefühlen. Wer nachts in diesem Kreislauf gefangen ist, klagt morgens meist über nicht ausreichenden Schlaf, nicht erholsamen Schlaf und über eine extreme Mundtrockenheit.

Weitere Tipps zur Verbesserung Ihrer Nachtruhe

Machen Sie Atemübungen:

- Perfektionieren Sie Ihre Atemtechniken mit den Übungen 57 bis 65.
- Auch von einem moderaten Ausdauertraining profitiert Ihre Atemfähigkeit: Übungen 82 bis 86.
- Bearbeiten Sie die Ursache Ihres Schnarchens mit den Übungen 13 bis 19.

Zusätzlich zu den Übungen können Sie Ihre Nasenflügel nachts mit Nasenstrips nach außen spreizen. Diese Nasenpflaster sorgen dafür, dass der Strömungswiderstand an den Nasenflügeln etwas reduziert werden kann. Übermäßiger Genuss von Alkohol und Nikotin kann den erholsamen Schlaf ebenfalls nachteilig beeinflussen. Üben Sie also Verzicht.

Atmung und Inkontinenz

Wer an Inkontinenz leidet, sollte sich intensiv mit dem Thema Atmung beschäftigen, um dadurch auch mehr Körperbewusstsein und eine bessere Körperkontrolle zu bekommen. Das Zwerchfell arbeitet mit der Beckenbodenmuskulatur eng zusammen und beide sind in ihrer Aktivität und ihrem Anspannungsmechanismus eng verbunden. Das Zwerchfell begrenzt den Bauchraum nach oben und trennt die Bauchhöhle von der Brusthöhle. Die Beckenbodenmuskulatur trennt den Bauchraum vom Becken und begrenzt den Bauchraum nach unten. Wenn sich das Zwerchfell mit der Einatmung nach unten wölbt, erhöht sich der Druck

> **!** Menschen mit Inkontinenz sollten die Bauchatmung erlernen und für sich perfektionieren.

auch auf die Beckenbodenmuskulatur, was bei einer Inkontinenz zu spontanem Urinverlust führen kann. Gezielte Atmung kann ein erster Schritt zu mehr Kontrolle und zur Stärkung des Beckenbodens sein, wenn die Atmung vom Zwerchfell aus durchgeführt wird. Bei der Einatmung wirkt der Druck des Zwerchfells nach unten einer effektiven Anspannung der Beckenbodenmuskulatur entgegen. Die Ausatmung hingegen reduziert bereits unbewusst den Druck nach unten.

Mit der Einatmung erhöht sich der Druck auf die Beckenbodenmuskulatur – mit der Ausatmung lässt sich dieser Druck reduzieren und vor allem, bei anderen Aktivitäten wie Bücken, Aufstehen oder etwas Schweres anheben, kontrollieren. Besonders gilt es zu lernen, die Beckenbodenmuskulatur bewusst mit der Einatmung ansteuern und anspannen zu können. So kann mehr Kontrolle über den unangenehmen spontanen Urinabgang gewonnen werden.

Diese zwei Strategien sollten Sie sich erarbeiten:

- Versuchen Sie in allen kritischen Situationen, in denen Sie einen spontanen Urinabgang wahrnehmen, auszuatmen (z. B. beim Anheben oder Tragen schwerer Gegenstände beim Aufstehen, Ziehen oder Ähnliches). Mit der Ausatmung wölbt sich das Zwerchfell nach oben und somit reduziert sich der Druck auf den Beckenboden. Timing ist keine Stadt in China: Wenn Sie die Ausatmung zum richtigen Zeitpunkt während Ihrer Aktivität und in der richtigen Intensität durchführen, können Sie damit Ihre Beckenbodenmuskeln effektiv entlasten. Arbeiten Sie also am Timing und an der richtigen Dosis.
- Erarbeiten Sie sich mehr Spannungskontrolle über Ihre Beckenbodenmuskulatur und lernen Sie diese gleichzeitig mit der Einatmung anzuspannen. So arbeitet die Beckenbodenmuskulatur aktiv gegen den Druck des Zwerchfells und Sie können den dadurch entstehenden Druck auf die Blase und die Blasenmuskulatur reduzieren und besser kontrollieren.

Beschwerden von A bis Z mit Übungsvorschlägen

Nutzen Sie die gesundheitlichen Effekte von gezielten Atemübungen, um damit häufige Beschwerden positiv zu beeinflussen. So wenden Sie die Übungen geplant und effektiv an:

- Machen Sie sich mit der Arbeitsweise des Atemsystems vertraut. Je mehr Sie darüber wissen, desto sicherer und effektiver können Sie die Übungen zu Ihrem gesundheitlichen Vorteil einsetzen. Lesen Sie dazu das Kapitel „Die Atmung des Menschen“.
- Nach aktueller Studienlage genügen schon elf Minuten Atemübungen täglich, um gesundheitswirksame Veränderungen in den Bereichen Schmerzreduktion, Durchblutungsverbesserung, Blutdruckregulation, Regenerationsbeschleunigung und Entspannungsfähigkeit zu erzielen.
- Machen Sie nicht alle Übungen auf einmal – selektieren Sie die für Ihre Bedürfnisse passenden Übungen, z. B. mithilfe der Beschwerdeliste oder der Übungsliste der Atembereiche.
- Sie können auch mit der Grundroutine beginnen und Ihr persönliches Atemtraining langsam entwickeln – setzen Sie sich dabei nicht unter Druck. Machen Sie Ihre Erfahrungen mit den Übungen und wählen Sie Ihre Lieblingsübungen aus.
- Starten Sie mit zwei oder drei Übungstagen pro Woche, um die Übungen zunächst kennenzulernen – bleiben Sie dabei vorerst bei 12 bis 15 Minuten Übungszeit.
- Steigern Sie Ihr Atemtraining langsam – Sie können die Atemübungen auch problemlos in Ihren Alltag integrieren: Atemübungen während der Autofahrt oder während eines Spaziergangs. Auch während der Wartezeit an der Kasse im Supermarkt oder während der Hausarbeit sind die Übungen anwendbar.

A–Z	BESCHWERDEN UNDSYMPTOME	ÜBUNGSVORSCHLÄGE (ÜBUNGSNUMMER)
A	Atemnot (Einatemdefizit)	30–46 + 57–59 + 82–86
	Ausatemdefizit	47–56 + 74–81
	Ängste	Grundroutine S. 120
	Antriebslosigkeit	5–9 + 13–15 + 34–36
	Ausdauerdefizit	30–46 + 74–81 + 82–86
	Aggressivität	Grundroutine S. 120
Atemerkrankungen	**Obstruktive Störungen:**	Grundroutine S. 120 +
	Asthma bronchiale	1–12 + 34–36 + 47–49 + 74–81
	Bronchitis (chronisch/akut)	1–12 + Hustentechniken S. 128 + 71–73
	COPD	1–12 + 34–36 + 47–56 + 71–81
	Mukoviszidose (zystische Fibrose)	57–65 + Hustentechniken S. 128
	Lungenemphysem	1–12 + 13–19 + 47–56
	Restriktive Störungen:	Grundroutine S. 120 +
	Lungenödem Pneumonie	47–56 + 66–70 + 74–8630–40 + 47–56 + Hustentechniken S. 128
	Skoliose	63–65 + 66–70 + 71–73
	Trichterbrust/Kielbrust	34–44 + 57–59 + 63–65
	Zustand nach Rippen- oder Brustbeinfraktur	57–59 + 63–64 + 71–73
B	Blähbauch	34–36 + 60–62
	Bauchschmerzen	60–62
	Blutdruckschwankungen	34–36 + 60–62 + 74–81
	Burnout	Grundroutine S. 120
D	Depressionsneigung	Grundroutine S. 120 + 34–36 + 13–15
	Druckgefühl in Bauch/Brust/	60–62/53–56/74–81
	Schulter	57–65 + 66–86
	Durchblutungsstörungen	
E	Engegefühl	34–36 + 57–59 + 60–62 + 63–65
	Energieverlust	Grundroutine S. 120 + 37–40 + 57–59
	Erkältung	1–9 + 20–26 + 57–59

A–Z	BESCHWERDEN UNDSYMPTOME	ÜBUNGSVORSCHLÄGE (ÜBUNGSNUMMER)
G	Gesichtsschmerz	13–19 + Grundroutine S. 120 + 60–62
	Gelenkschmerz	Grundroutine S. 120 + 34–36 + 60–62
H	Hörminderung	13–15 + 19 + 34–36
	Herzrasen	Grundroutine S. 120 + 47–56
	Hilflosigkeit	Grundroutine S. 120 + 34–36 + 41–44
	Heiserkeit	10–12 + 13–18 + 30–33
	Husten	Hustentechniken S. 128 + 39–46
I	Inkontinenz	57–65 + 66–70 + 71–73
	Infektanfälligkeit	1–12 + 20–23 + 34–36
K	Konzentrationslosigkeit/-verlust	Grundroutine S. 120 + 66–70
	Kopfschmerz	Grundroutine S. 120 + 5–9 + 13–15 + 30–38
	Kloßgefühl im Hals	13–15 + 20–26 + 34–36
	Kraftlosigkeit	30–33 + Grundroutine S. 120 + 71–86
	Krampfneigung der Muskulatur	37–46 + 57–59 + 82–86
	Kurzatmigkeit	34–46 + 50–56 + 66–70
M	Migräne	1–9 + 82–86 + 60–62
	Muskelschmerzen	34–46 + 63–65 + 74–81
	Muskelverspannung	Grundroutine S. 120 + 47–56
	Müdigkeit	39–44 + 57–59 + 71–86
	Motivationslosigkeit	39–44 + 57–59 + 71–86
N	Nackenschmerz	34–36 + 60–62 + 74–81
	Nackenverspannungen	57–59 + 63–65 + 71–73
	Nervenschmerz	Grundroutine S. 120 + 71–73
O	Ohrendruck	1–4 + 5–9
P	Prellungen von Brustkorb/ Wirbelsäule	37–38 + 47–49 + 57–59 + 71–73
R	Regenerationsdefizit (langsame Regeneration nach Verletzungen)	20–29 + 34–36 + 50–52
	Rückenschmerz	34–36 + 60–62 + 71–73 + 74–81
	Rückenverspannung	Grundroutine S. 120 + 34–36

▶▶

A–Z	BESCHWERDEN UNDSYMPTOME	ÜBUNGSVORSCHLÄGE (ÜBUNGSNUMMER)
S	Spannungskopfschmerz	Grundroutine S. 120 + 34–36 + 60–62
	Stress	Grundroutine S. 120 + 66–86
	Stimmveränderungen	5–9 + 13–19 + 20–23 + 34–36
	Steifigkeit der Wirbelsäule/des Brustkorbes	30–46 + 71–73 + 74–81 + 82–86
	Stimmungsschwankungen	Grundroutine S. 120
	Sinusitis	1–12
	Schnarchen	13–19 + 1–12
	Schlafstörungen/Schlaflosigkeit	1–12 + 13–19 + 57–65 + 82–86
	Schwindel	16–19 + 34–36 + 74–81
	Schulterschmerz	60–62 + 74–81 + 53–56
T	Tinnitus	1–12 + 13–19
U	Ungünstige Körperhaltung	34–36 + 66–70 + 71–73 + 74–81
	Unentspannte Gesamtsituation	Grundroutine S. 120
	Unruhe	Grundroutine S. 120
V	Verspannungen/verspannte Muskeln oder Faszien	71–73 + 74–81
	Verdauungsstörungen	60–62 + 71–73 + 74–81
Z	Zahnschmerz	13–19 + 60–62

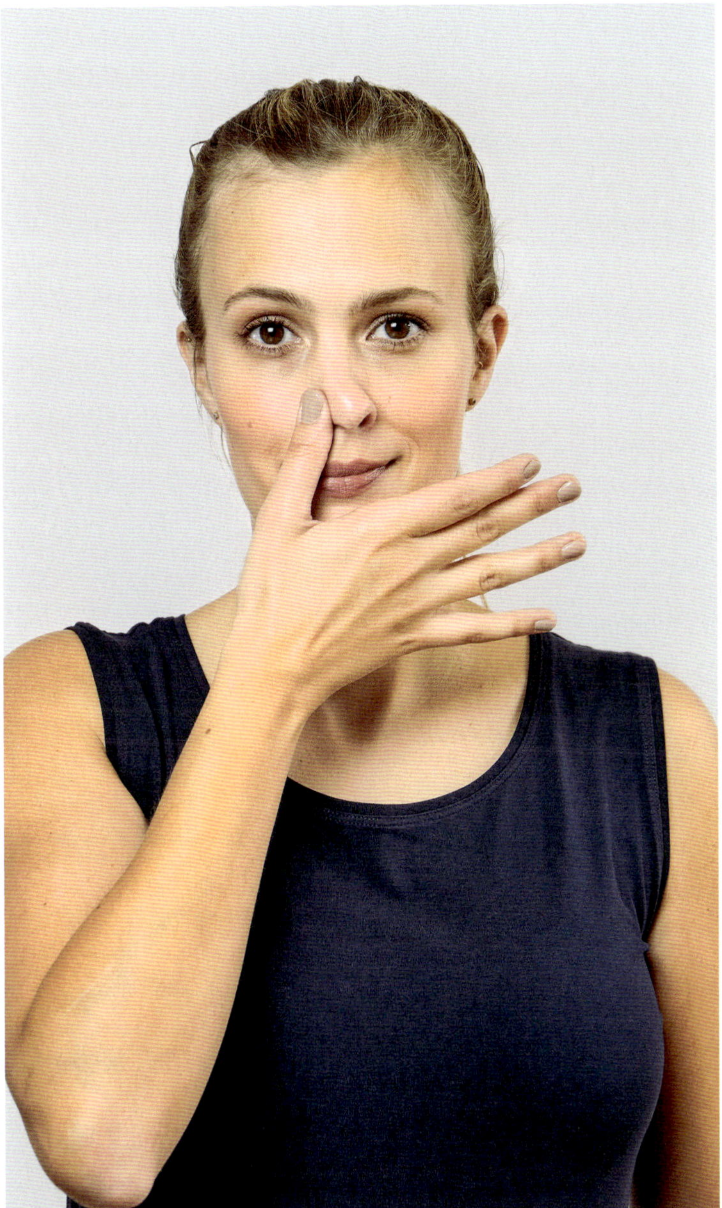

Der Klassiker unter den Atemübungen: Die Wechselatmung gegen Nervosität und emotionale Spannungen.

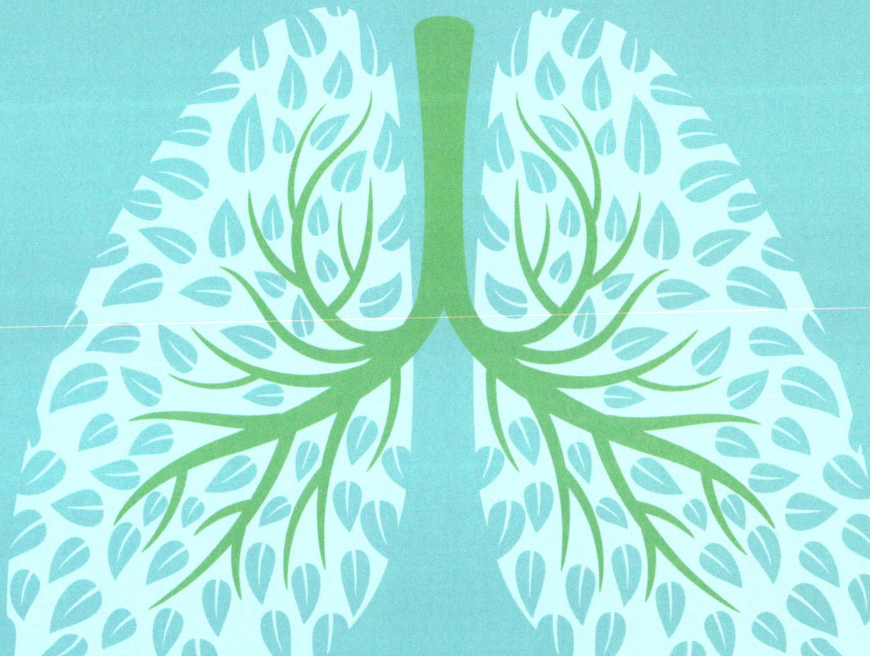

STARKE ATMUNG – ATEMTECHNIKEN UND ÜBUNGEN

Körperliche und gesundheitliche Attribute wie Kraft, Beweglichkeit oder Ausdauer sind in jedem Trainingsplan zu finden. Dass jedoch auch die Atmung von einem abgestimmten Training profitiert, ist den meisten von uns nicht ausreichend bewusst.

Grundroutine

Diese einfachen Schritte führen Sie sicher zu einer besseren Atemkontrolle und einer bewussten Entspannung.

1. Die Atmung beruhigen und kontrollieren: Zählen Sie Ihre Atemzüge pro Minute. 12 bis 18 Atemzüge sind hier der normale Bereich. Versuchen Sie nun, zunächst die Anzahl Ihrer Atemzüge auf 10 oder knapp darunter zu regulieren. Dann visieren Sie den optimalen Atemfrequenzbereich von 6 Atemzügen pro Minute an. Zähmen Sie Ihre Atmung. Diese 6 Atemzüge pro Minute werden als optimale Anzahl angesehen, weil damit eine gute Atemtiefe einhergeht, mit der die Lunge optimal durchlüftet werden kann und somit ausreichend Zeit für einen bestmöglichen und effektiven Gasaustausch besteht. Auch sind bei 6 Atemzügen die beruhigenden Einflüsse auf das vegetative Nervensystem am größten. So kann dieser Atembereich perfekt zur Kontrolle und Entspannung des Organismus eingesetzt werden. Bei 6 Atemzügen pro Minute haben Sie 10 Sekunden pro Atemzug.

2. Ausatmung fokussieren und verstärken: Meistern Sie eine möglichst lange und gleichbleibende Ausatmungsphase in Ihren Atemzügen. Im Optimalfall ist die Phase der Ausatmung doppelt oder sogar dreimal so lang wie die Phase der Einatmung. Versuchen Sie mit diesen Rhythmen ein wenig zu spielen und nutzen Sie dafür die optimale Atemfrequenz von 6-mal pro Minute. Starten Sie mit 5 Sekunden Einatmung und 5 Sekunden Ausatmung. Dann gehen Sie auf 3 bis 4 Sekunden Einatmung und 6 bis 7 Sekunden Ausatmung, um mit den Verhältnissen zu experimentieren. Wenn Sie diese Veränderungen gemeistert haben, versuchen Sie sich an der Verteilung 2 Sekunden Einatmung und 8 Sekunden Ausatmung. Für Ihre eigene Wahrnehmung können Sie auch herausfinden, bis auf wie wenig Atemzüge pro Minute Sie Ihr Atemsystem einstellen und kontrollieren können. 2 bis 3 Atemzüge innerhalb dieser Minute sind mit einer gewissen Übungspraxis machbar. Wichtig ist dabei, dass die Atmung stets fließen sollte, d. h., Sie sollen dabei nicht die Luft anhalten. Nach etwas Training können Sie auch auf einen Atemzug pro Minute reduzieren. Verfolgen Sie dabei Ihre zeitliche Verteilung zwischen der Einatmung und der Ausatmung an der Uhr und versuchen Sie, die Ausatmung zeitlich zu verlängern, z. B. nehmen Sie sich 10 bis 20 Sekunden für die Einatmung, und die restlichen Sekunden reservieren Sie für die Ausatmung.

3. **Bevorzugen Sie das Einatmen durch die Nase:** Atmen Sie durch die Nase ein und durch den Mund wieder aus. Benutzen Sie zwischendurch auch für die Ausatmung ruhig ab und zu den Nasenweg und nehmen Sie die Unterschiede dabei wahr. Sie können die Nasenatmung auch gerne durch für Sie angenehme Düfte unterstützen. Nehmen Sie Ihren Lieblingsduft, um die Nasenatmung zu verstärken. Manchmal genügt hier auch schon die Vorstellung des Duftes, um die Wahrnehmung der Nasenatmung zu verstärken und bewusst zu lenken.
4. **Lenken Sie Ihre Atemzüge in den Bauch:** Bei der Bauchatmung kommt es zu einer verbesserten Zwerchfellaktivität, und Sie können mehr Luft und damit mehr Sauerstoff in die Lunge ziehen. Die vertieften Atemzüge führen durch die direkte Beeinflussung des vegetativen Nervensystems unter anderem auch zu einer besseren Durchblutung von Gehirn, Nerven- und Muskelsystem, zu einer reduzierten Hauttemperatur und verminderter Schweißausschüttung. Also alles in allem zu einer entspannteren Allgemeinsituation.
5. **Nutzen Sie eine hörbare Atmung:** Gerade Summen oder Seufzen kann die Atmung vertiefen und durch die dabei entstehenden Vibrationen in den Atemwegen und der Lunge das gesamte Atemsystem herrlich entspannen. Versuchen Sie dabei, den Summton möglichst konstant zu halten und zeitlich immer mehr zu verlängern.

6. Atempausen sinnvoll nutzen: Meistern Sie die Kontrolle über Ihren Atemreflex und versuchen Sie, nach dem Ausatmen eine kleine Pause einzufügen. Diese Pause können Sie sukzessiv zeitlich ausdehnen. Verwechseln Sie die kleine Atempause bitte nicht mit krampfhaftem Luftanhalten. Es geht dabei lediglich darum, die Zeit, bis der Impuls zum erneuten Einatmen einsetzt, sanft zu verlängern. Damit lernen Sie, den Sauerstoffbedarf des Körpers in Ruhe zu kontrollieren. Nach dem Einatmen sollten Sie die Luft nicht anhalten, sondern nahtlos in eine gleichmäßige Ausatmung übergehen.

Mit diesem kleinen Übungsritual können Sie vielseitig an Ihrer Wahrnehmung und der Kontrolle Ihrer Atmung arbeiten und somit langfristig die erforderlichen Atemfähigkeiten perfektionieren.

Spezielle Atemtechniken

Leichter Einatmen, die Lunge mit mehr sauerstoffreicher Luft befüllen und damit die inneren Prozesse der Energieversorgung und der Regeneration beschleunigen und optimieren – wer möchte das nicht? Mit den folgenden Haltungen und Übungen erreichen Sie genau diese Effekte, unterstützen damit aktiv Ihre Gesundheit und kommen spürbar zu mehr Vitalität. Eine positive Einflussnahme auf die Druckverhältnisse bei Atemnot kann sehr einfach durch den Einsatz atemerleichternder Körperhaltungen erreicht werden. Das grundlegende Ziel dabei ist es, den Brustkorb von der zusätzlichen Gewichtsbelastung des Schultergürtels zu befreien und der Atemhilfsmuskulatur so die Möglichkeit zu bieten, die Atemzüge effektiver zu unterstützen. Viele unserer Atemhilfsmuskeln halten zu ihrer Atemfunktion auch den Schultergürtel. Manchmal sind diese Muskeln mit der Doppelbelastung überfordert und können in der Folge die Atmung nur noch unzureichend unterstützen. Nimmt man der Muskulatur nun diese Pflichtaufgabe (den Schultergürtel aktiv zu halten), kann sie sich wieder besser um die eigentlich wichtigere Atmungsunterstützung kümmern – das Atmen wird leichter.

Lungensport
Übungen sind das Salz in der Lebenssuppe, das gilt genauso für Atemtraining und Atemübungen. Die Funktionen der Atemmuskeln können, wie bei allen anderen Muskeln unseres Körpers, trainiert und für mehr Atemqualität verbessert werden. Die Ziele des Lungensports bestehen darin, den Brustraum beweglicher zu machen, die Atemmuskeln für eine gesteigerte Atemleistung und eine bessere Belüftung zu kräftigen und die Widerstände in Haut, Bindegewebe und Muskeln für eine bessere Sauerstoffversorgung des gesamten Körpers zu reduzieren. Durch diese Maßnahmen und Trainingsziele wird das Volumen des Brustkorbes und damit auch der Lunge vergrößert, und in der Folge kann tiefer eingeatmet werden. In diesem Zusammenhang geht es aber auch noch um eine verbesserte Durchblutung des Körpers und die damit verbundene bessere Sauerstoffversorgung. Die beste Zulieferung nützt nichts, wenn es an der Verteilung hapert.

Kutschersitz

Mit dem Kutschersitz unterstützen Sie Ihre Atemmuskulatur, indem Sie sich im Sitzen weit nach vorne beugen und sich mit den Unterarmen auf den Oberschenkeln abstützen. Rutschen Sie dazu im Sitzen nach vorne, bis Ihre Oberschenkel frei sind und stellen Sie Ihre Füße breiter auf. Neigen Sie Ihren Oberkörper nun so weit nach vorne, bis Sie sich mit den Unterarmen auf Ihren Oberschenkeln abstützen können und halten Sie das Gewicht Ihres Schultergürtels mit den abgestützten Armen. Alternativ können Sie sich mit den Unterarmen auch auf einer Tischplatte abstützen. Ist der Schultergürtel von Gewicht entlastet, befreit das

Ihren Brustkorb. Die Atemhilfsmuskeln von Schulter, Brust und Rücken können sich nun effektiver in die Atmung einbringen und den Brustkorb effektiver für die Einatmung anheben. Versuchen Sie in dieser Körperhaltung 8- bis 10-mal ruhig und tief durchzuatmen.

Torwarthaltung

Die stehende Alternative zum Kutschersitz wird Torwarthaltung genannt. Dazu stehen Sie breitbeinig, mit etwa schulterbreit aufgestellten Füßen, und gehen dabei etwas in die Knie. Wie ein Torwart, der auf den Angriff der gegnerischen Mannschaft wartet, stützen Sie sich nun mit beiden gestreckten Armen auf Ihren Knien oder den Oberschenkeln ab. Dadurch nehmen Sie ebenfalls das Gewicht des Schultergürtels vom Brustkorb und erleichtern damit den Atemhilfsmuskeln wieder die Arbeit. Auch in dieser Körperhaltung können Sie 8 bis 10 tiefe und entspannte Atemzüge durchführen, bevor Sie sich wieder aufrichten. Wiederholen Sie dieses Vorgehen nach Bedarf.

Bettsitz

Auch sitzend an der Bettkante können Sie sich mit beiden Armen auf dem Bettgestell abstützen und so Ihren Brustkorb etwas vom drückenden Schultergewicht entlasten. Das Abstützen des Schultergürtels mit gestreckten Armen hält die Schultern und ermöglicht der Atemmuskulatur ein effektiveres Anheben und Weiten des Brustkorbes. So kann sich die Lunge in der Einatmung leichter entfalten und wieder mehr Sauerstoff aufnehmen.

Diese und ähnliche Körperhaltungen können Sie bei vielen Sportlern nach extremer Anstrengung (z. B. 100-Meter-Sprint) beobachten. Nach sportlicher Anstrengung werden diese Haltungen eingesetzt, um schnell wieder zu Atem zu kommen und kurzfristig die Atemleistung für eine schnellere Erholung zu steigern. Testen Sie am besten alle drei Varianten für sich aus und finden

Sie Ihre effektivste Atem erleichternde Stellung. Nehmen Sie die erleichterte Atmung in diesen Körperhaltungen wahr und spüren Sie den Unterschied.

Ausatemlänge und Atemstärke (Pustespiele)

Um Ihre Ausatemkapazität zu verbessern, können Sie sich zu zweit einen Wattebausch oder eine schwerere Papierkugel über den Tisch zupusten. Sie können auch einen Slalom-Parcour (z. B. mit Sprudelflaschen) aufbauen und den Wattebausch um die Flaschen vom Start ins Ziel pusten. Oder Sie bauen sich zwei Tore auf und versuchen, mit einmaligem Pusten ins Ziel zu treffen. So oder so, Ihre Ausatemkapazität und Ihre Atemfähigkeit werden es Ihnen danken.

Lippenbremse

Die Lippenbremse ist ein probates Mittel, um die Druckverhältnisse der Lunge zu kontrollieren und einen akuten Krampf der Bronchien mit anschließender Atemnot zu verhindern. Dazu atmen Sie gegen die leicht geschlossenen und aufeinandergelegten Lippen aus. Pressen Sie die Lippen nicht mit maximaler Kraft aufeinander, sondern halten Sie die Lippen nur leicht aufeinandergelegt. Die Lippen sollen die Atemluft noch passieren lassen, es der Luft dabei aber nicht zu leicht machen. So erhöht sich der Druck im Mund-Rachen-Raum während der Ausatmung. Dieser Druck weitet sich nach unten auf die unteren Atemwege aus und sorgt dort dafür, dass die Bronchien und Alveolen nicht zusammenfallen. So erhalten Sie sich auch bei relativer Atemnot die Atemfähigkeit.

Special: Husten nervt – muss aber manchmal sein

Husten geht uns auf die Nerven und stört. Husten ist eigentlich eine sinnvolle und hilfreiche Einrichtung, wenn es darum geht, Fremdkörper loszuwerden oder lästigen Schleim bei Erkrankungen der Atemwege abzuhusten. Wird der Husten jedoch chronisch und die Hustenattacken immer heftiger, kann sich dieses permanente Husten auch gesundheitsgefährdend auswirken. Dauerhaft zu kräftiger Husten kann die Flimmerhärchen der Lungenschleimhaut schädigen und zu einer Krampfneigung der Bronchien und Alveolen führen. Zudem sind auch weitere unangenehme Auswirkungen auf unseren Körper wie Kopfschmerzen und Schwindel durch die ungewohnte Druckerhöhung und muskulären Verspannungen möglich. Doch Sie sind dem Hustenreiz nicht hilflos ausgeliefert, sondern können Ihre Situation meist aktiv durch Wissen und einfache Maßnahmen erheblich verbessern.

Husten – akut oder chronisch

Ein akuter Husten ist meist eine Begleiterscheinung bei Infektionen der unteren Atemwege, wie beispielsweise einer Bronchitis. Nicht selten erleben wir dazu weitere Symptome von Erkältungskrankheiten wie Schnupfen oder Hals- und Gliederschmerzen. Dabei wird der Husten durch eine entzündliche Reaktion der Schleimhäute ausgelöst und kann als trockener Reizhusten oder als sogenannter produktiver Husten mit Auswurf auftreten. Nach einer durchgemachten Infektion kann sich noch aufgrund einer vorübergehenden Überempfindlichkeit der Bronchien ein trockener Reizhusten für sechs bis acht Wochen halten.

Hält der Husten mehr als acht Wochen an, sollten Sie zur Abklärung einen Lungenfacharzt aufsuchen. Bei einer Hustendauer länger als acht Wochen sprechen wir bereits von einem chronischen Husten. Dieser kann ein Symptom einer ernsthaften Erkrankung wie z. B. Entzündung der Atemwege, Asthma bronchiale, Herzerkrankungen, Allergie, chronischer Bronchitis (auch Raucherhusten genannt) oder im schlimmeren Fall auch einer Tumorerkrankung sein.

Husten – unproduktiv oder produktiv

Von einem unproduktiven Husten spricht man bei trockenem Reizhusten. Dieser Hustenreiz tritt beim Raucherhusten, bei Allergien oder auch gerne nach einer durchgemachten Infektion infolge einer Überempfindlichkeit der Bronchien auf.

Bei einem produktiven Husten wird Sekret gebildet, das der Körper durch Husten lösen und loswerden möchte.

Neben der gezielten Hustenkontrolle können Ihnen auch diese Tipps bei produktivem Husten dabei helfen, das Sekret leichter loszuwerden:

- Viel trinken: Eine gesteigerte Flüssigkeitsaufnahme kann dabei helfen, das Sekret zu verflüssigen und erleichtert so das Abhusten.
- Inhalation mit Kochsalzlösung oder Kamille: Die Dämpfe befeuchten die Atemwege und verflüssigen ebenfalls das angesammelte Sekret. Benutzen Sie für eine Wirkung bis in die unteren Atemwege einen Vernebler, denn die herkömmliche Methode durch einfaches Verdampfen erreicht die unteren Atemwege meist nur unzureichend oder gar nicht.
- Abklopfen des Brustraumes oder eine Vibrationsmassage: Hierdurch wird Sekret in der Lunge gelöst und kann leichter abgehustet werden.
- Atem erleichternde Körperhaltungen bei aufkommender Atemnot und akutem Hustenreiz

▶▶

Hustentechniken – so kontrollieren Sie Ihren Hustenreiz

Ein starker Reizhusten kann zu akuten Bronchialkrämpfen führen, in denen sich die Bronchien und in der weiteren Folge auch die Alveolen nicht mehr für eine ausreichende Sauerstoffaufnahme öffnen können. Hier kommt es bei ungebremst kräftigem Husten zu einer Atemnot. Daher sollten spontane Hustenattacken mit heftigen Hustenstößen möglichst vermieden und bestmöglich kontrolliert werden. Lernen Sie also, dosiert zu husten.

Räusperndes Husten

Um den Husten besser kontrollieren zu können, hat sich die Technik des Räusperns bewährt. Räuspern kennen wir alle als hilfreich aus Situationen, in denen es im Hals mal unangenehm kratzt. Mit dem Räuspern lernen Sie, den Druck, der beim haltlosen Husten entsteht, besser zu dosieren und die Kräfte in der Lunge zu bezähmen. Atmen Sie dazu tief ein und dann kontrolliert räuspernd wieder aus. Dabei kann das Räuspern langgezogen oder kurz und schnell im Stakkato-Rhythmus durchgeführt werden. Sie sollten mindestens den halben Ausatemzug mit Räuspern unterstützen, bevor Sie mit der zweiten Hälfte, dem letzten Rest Ihrer Ausatemluft, ein stärkeres Husten tolerieren. Mit Räuspern können Sie also direkt die Stärke Ihrer Hustenreize kontrollieren und auf ein erträgliches Maß dosieren.

Gegen die Lippen husten

Auch das Husten gegen geschlossene Lippen kann dazu beitragen, die Stärke der Hustenattacken zu kontrollieren. Legen Sie Ihre Lippen leicht aufeinander und versuchen Sie, im Hustenfall direkt gegen die Lippen zu husten. Auch dabei können die Druckverhältnisse in der Lunge positiv beeinflusst und eine Atemnot aufgrund zu starker Hustenreize verhindert werden.

Huffing – kontrolliertes Hauchen

Bei einem starken Hustenreiz wird viel Atemluft in kurzer Zeit aus der Lunge gepresst. Dies soll vor allem die Lunge reinigen und von Fremdkörpern oder angesammeltem Sekret befreien. Durch schnelles und heftiges Husten wird jedoch eher weniger Sekret befördert, da der Strömungswiderstand gering ist, als vielmehr Druck auf die Bronchien ausgeübt. Hier kann gezieltes Huffing, also „Hauchen“, helfen. Versuchen Sie, mehrfach die Luft mit dem Hustenreiz auszuhauchen. Wenn Sie es meistern, ein eher kehliges Hauchen hinzubekommen, transportieren Sie dadurch mehr Sekret nach außen als mit starken Hustenstößen, und Sie optimieren zudem die Druckverhältnisse zum Schutz Ihrer Bronchien.

Übungen zur Körperwahrnehmung

Wahrnehmung ist die Fähigkeit, den Körper oder Teilregionen des Körpers zu spüren und dann in Bewegungen kontrollieren zu können. Zur Körperwahrnehmung gehört auch ein bewusstes Erkennen von Haltung, Gelenkstellungen oder Muskelspannungen. Nur was Sie bewusst wahrnehmen, können Sie auch kontrollieren oder beeinflussen und verändern.

66 DREH-DEHNUNGEN MIT DEM GESAMTEN OBERKÖRPER – VARIANTEN

Ausgangsposition: Legen Sie sich auf den Rücken, bringen Sie beide Schultern zunächst auf den Boden. Die Beine liegen locker nebeneinander.

Durchführung: Um in die Drehlage zu kommen, strecken Sie ein Bein lang nach oben Richtung Decke. Halten Sie es gestreckt und bewegen Sie es nun über die Körpermitte zur Gegenseite und legen es entspannt auf dem Boden ab. Achten Sie darauf, dass beide Schultern auf dem Boden liegenbleiben. So entsteht eine diagonal verschraubte Haltung zwischen Becken und Schultern, die gleichzeitig den Brustkorb und die Wirbelsäule dehnt und dreht und Sie bringen den Rumpf auf einer Seite ordentlich auf Länge. In dieser Position können Sie auch Ihre Füße oder die Knie beugen und strecken und so an Ihrer Längentoleranz arbeiten. Versuchen Sie, hier auch Ihren Atem wahrzunehmen und zu spüren, wo sich die Atemluft bei der Einatmung verteilt. Führen Sie die Bewegung auch auf die andere Seite hin aus. Bleiben Sie für 3 bis 4 Atemzüge auf einer Seite, bevor Sie die Position wechseln.

Zu beachten: Achten Sie am Anfang auf einen langsamen Wechsel der Dehnlage von rechts nach links und sorgen Sie mit Fuß-, Knie- oder auch Hüftbewegungen, die Sie in der Dehnlage durchführen können, für eine angenehme Spannungskontrolle.

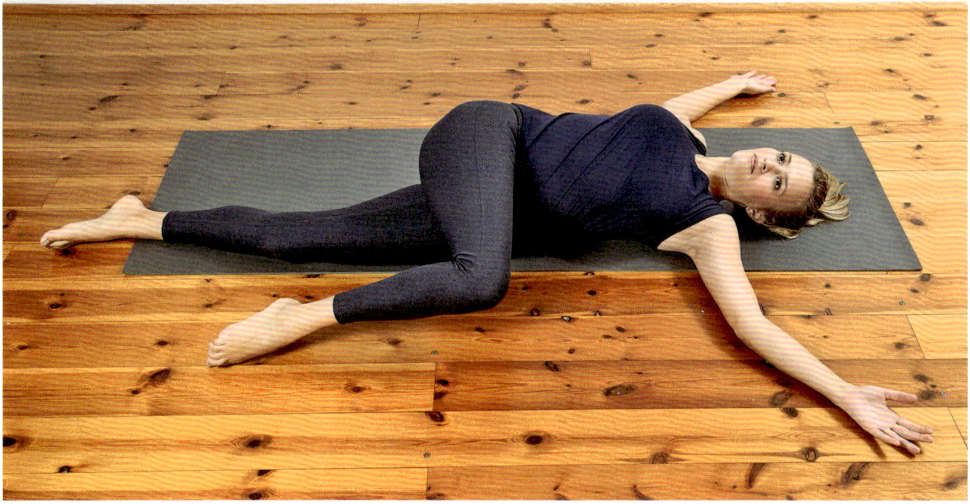

Flankendehnung mit Gegendrehung von Becken gegen Schultern

67 VIERFÜSSLER-TWIST

Ausgangsposition: Nehmen Sie die Vierfüßlerposition ein und positionieren Sie dabei die Hände etwas vor den Schultern. Ihre Knie sind in dieser Ausgangsposition hüftbreit auseinander. Heben Sie ein Bein vom Boden ab, bis es auf derselben Höhe wie der Oberkörper ist, und strecken Sie es nach hinten lang aus.

Durchführung: Das nach hinten gestreckte Bein wird nun über die Körpermitte auf die andere Seite bewegt. Dabei strecken sich die Wirbelgelenke und die Hüfte, während sich das Knie etwas beugt, um eine möglichst weite Bewegung nach hinten zu erreichen. Der gesamte Oberkörper wölbt sich mit der Beinbewegung nach hinten und wird dabei auch etwas nach außen gedreht. So weitet sich Ihre Flanke und Sie können tiefe Atemzüge spüren. In der gedehnten Endposition können Sie in allen an der Bewegung beteiligten Gelenken (Wirbelsäule, Hüfte, Knie und Fuß) noch zusätzliche kleine Bewegungen durchführen: z. B. Knie beugen und strecken, die Hüfte nach innen oder außen drehen. Wechseln Sie das nach hinten gestreckte Bein und führen Sie diese Bewegung auch auf der anderen Körperseite durch. So werden beide Flanken intensiv belüftet.

Zu beachten: Führen Sie den Wechsel in die andere Flankendehnung langsam und kontrolliert durch und nehmen Sie Ihre Atmung dabei besonders bewusst wahr.

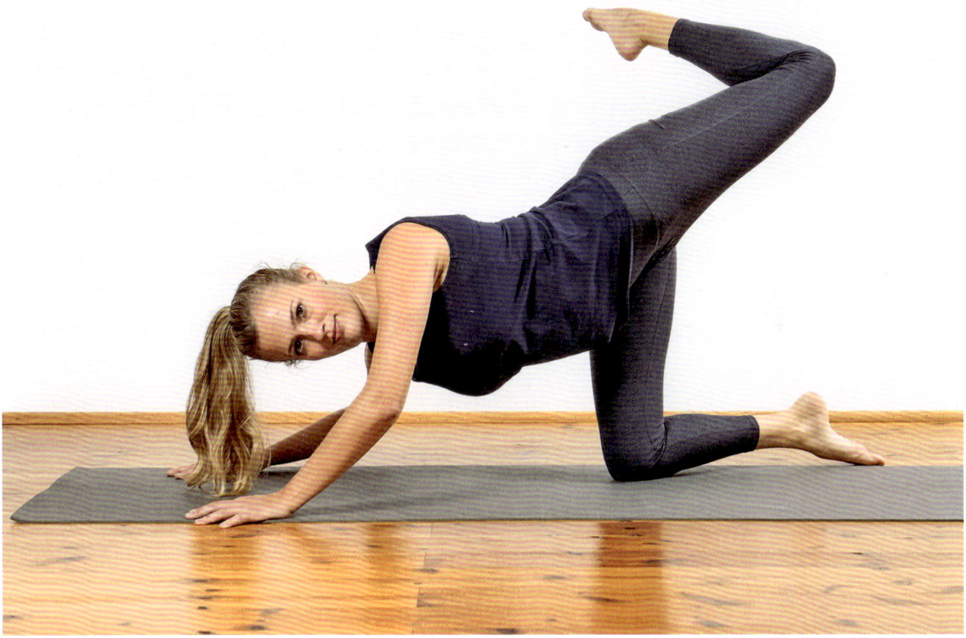

Vierfüßler mit Drehung und Seitneigung

68 DREHDEHNSTAND

Ausgangsposition: Begeben Sie sich in den Einbeinkniestand. Dazu stellen Sie einen Fuß nach vorne, während Sie mit dem anderen Knie auf dem Boden sind. Aus dem Einbeinkniestand heraus beginnen Sie mit der Ganzkörperdrehung. Zu Beginn können die Beine breiter aufgestellt werden, um das Gleichgewicht besser halten zu können. Eine breite Unterstützungsfläche liefert die erforderliche Stabilität für eine gute Bewegungskontrolle.

Durchführung: Drehen Sie Ihren Oberkörper sanft nach rechts und links und unterstützen Sie die Drehung des Oberkörpers mit einem Abstrecken des Armes zur gleichen Seite. Wenn Sie den Oberkörper zum nach vorne aufgestellten Bein drehen, können Sie mit dem gegenüberliegenden Arm an der Oberschenkel-Außenseite des vorne aufgestellten Beines mithelfen, die Drehung zu unterstützen. Dieser Arm kann als Hebel für die Oberkörperdrehung eingesetzt werden. Der vordere Arm kann dabei die Drehbewegung aktiv durch einen Druck gegen das aufgestellte Bein unterstützen. Die Endposition kann kurz für zwei bis drei Atemzüge gehalten werden, bevor es wieder über die Ausgangsposition auf die andere Seite geht. Strecken Sie Ihren Oberkörper am Ende der Drehbewegung ordentlich durch, richten Sie die Wirbelsäule auf und spannen Sie Ihre Schultern etwas nach hinten.

Zu beachten: Führen Sie diese Drehbewegung zu Beginn kontrolliert und nicht ruckartig aus.

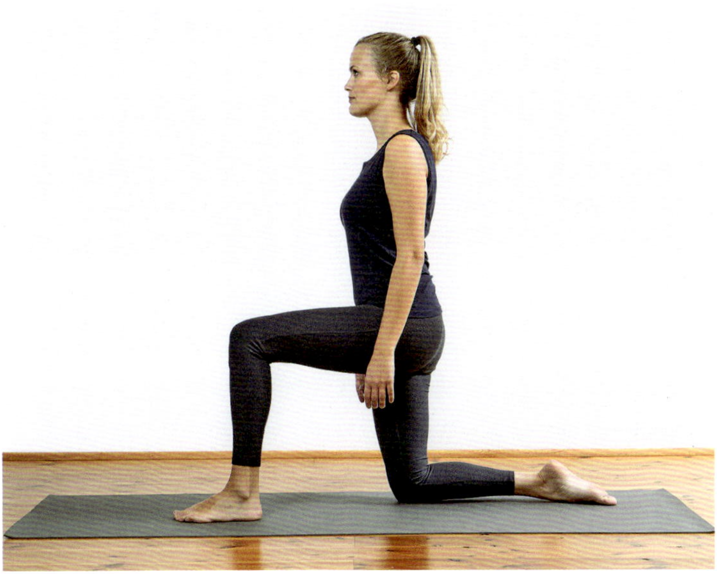

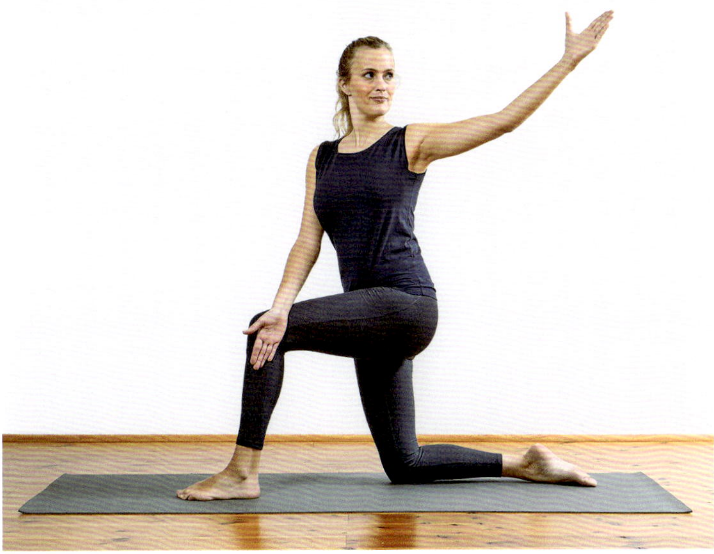

Im Einbeinkniestand wird der Oberkörper rotiert

69 TRIGGER-TECHNIKEN FÜR DIE BRUSTMUSKULATUR

Gerade der Bereich der Brustmuskulatur fällt immer wieder mit einer sehr hohen Spannung auf, die sogar dazu beitragen kann, die Körperhaltung zu verändern und die Schultern bleibend nach vorne zu ziehen.

Durchführung: Um hier für mehr Beweglichkeit und Elastizität zu sorgen, legen Sie sich den Ball in Bauchlage unter Ihre Schulter und platzieren die Brustmuskulatur direkt darauf. Halten Sie den dabei entstehenden Druck für 1 bis 2 Minuten.

Sie können auch kleine Bewegungen auf dem Ball durchführen und den Oberkörper nach rechts und links auf dem Ball bewegen, oder Sie erhöhen den Druck auf den Ball kurzzeitig und nehmen den Druck wieder vom Ball, indem Sie die Schulter leicht anheben. Führen Sie diese Übung auf beiden Seiten mit je 2 bis 3 Durchgängen aus.

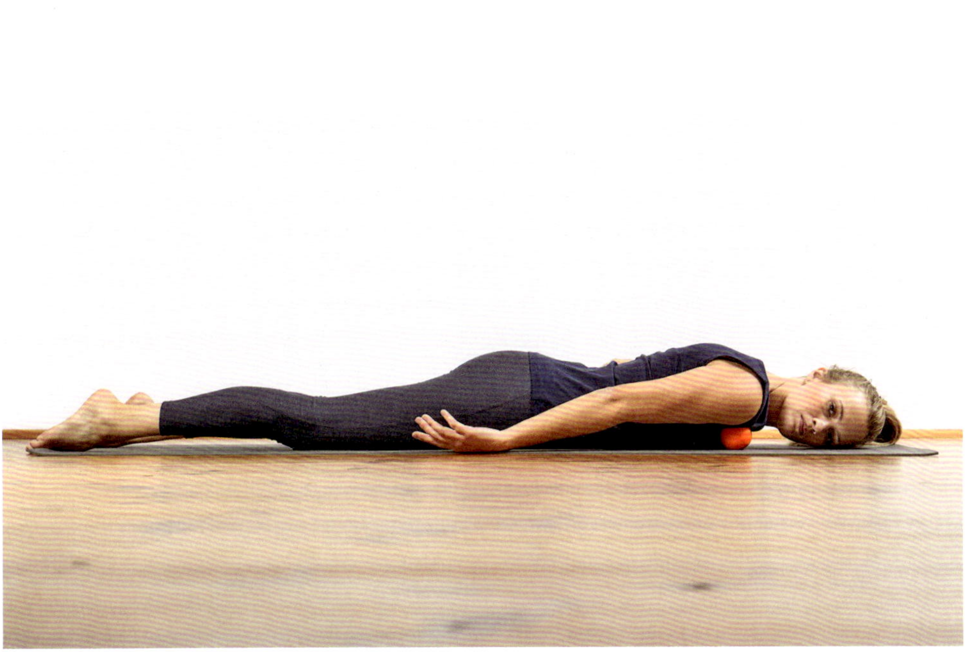

Trigger-Technik an der Brustmuskulatur

70 TRIGGER-TECHNIKEN FÜR DIE SCHULTERBLATTFIXATOREN

Auch die Körperrückseite, die Stelle genau zwischen den Schulterblättern, ist einer der wichtigsten Bereiche für die Anwendung von Trigger-Techniken. Hier sammeln sich viele Spannungen zwischen den Schulterblättern und den umgebenden Muskeln, die auch gerne ausstrahlen und die Wirbelsäule (speziell die Halswirbel- und Brustwirbelsäule) in ihrer Beweglichkeit einengen und limitieren können. Und an diese Stellen kommt man ohne Hilfsmittel selbst recht schwer bis gar nicht heran.

Ausgangsposition: Legen Sie sich auf den Rücken und positionieren Sie den Ball zwischen Schulterblatt und Wirbelsäule. Durch den Druck des eigenen Körpers steigern Sie die Durchblutung und lösen die Spannungen langsam auf. Der Druck wird anfangs sicherlich schmerzhaft oder zumindest unangenehm sein. Dieser Schmerz lässt erfahrungsgemäß nach wenigen Sekunden oder längstens nach 1 bis 2 Minuten in dieser Haltung deutlich nach.

Durchführung: Sie legen sich auf den Ball und halten den Druck. Danach positionieren Sie den Ball etwas tiefer an der Wirbelsäule zwischen Schulterblatt und Wirbelsäule und halten den Druck wieder. So verfahren Sie an drei bis vier Punkten auf der rechten Seite der Wirbelsäule und wiederholen dieses Vorgehen auf der linken Seite der Wirbelsäule.

Zu beachten: Sie können auch die Intensität der Druckwirkung mit konzentrierten Atemzügen beeinflussen. Atmen Sie tief ein und versuchen Sie, den Atem an die Druckstelle zu lenken.

Weitere Möglichkeiten zur Beeinflussung bestehen in der Bewegung von Armen, Schultern, Becken oder den Beinen.

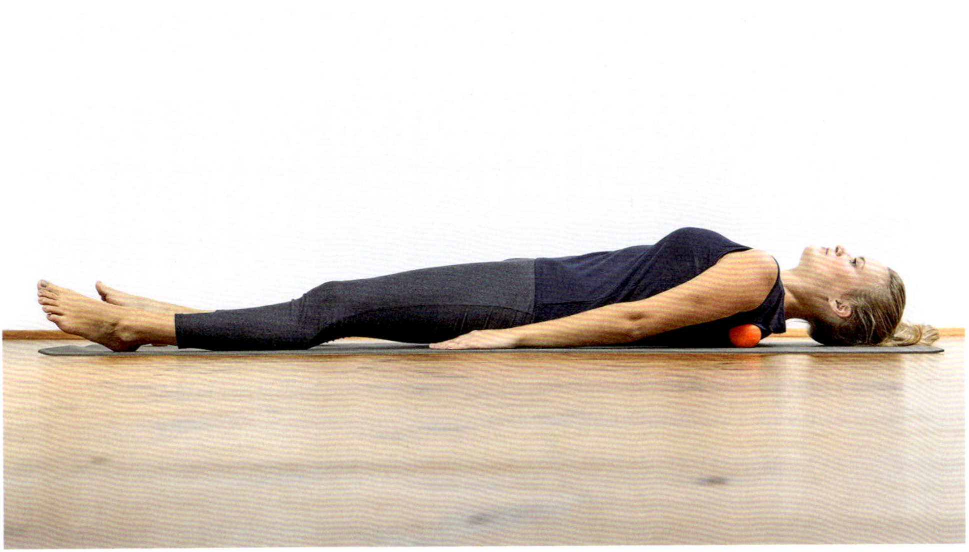

Trigger-Technik für die Rücken- und Schulterblattmuskulatur

Mobilisationstraining – Beweglichkeit einzelner Körperabschnitte

Mobilität ist die Fähigkeit, den Körper oder Teile des Körpers kontrolliert und gezielt bewegen zu können. Dazu ist eine bewusste Wahrnehmung genauso wichtig wie die allgemeine Beweglichkeit Ihrer Gelenke und die elastische Agilität Ihrer Muskeln und Faszien. Für die Atmung brauchen Sie einen mobilen Oberkörper – hier kommen ein paar Übungen dazu. Machen Sie je 3 bis 4 Durchgänge von diesen Übungen mit jeweils 20 bis 30 Wiederholungen – und das 2- bis 3-mal pro Woche.

71 DYNAMISCHE STRECKUNG DES OBERKÖRPERS

Ausgangsposition: In Bauchlage stützen Sie sich auf Ihre Unterarme und die Ellbogen ab. Die Ellbogen sind etwa schulterbreit aufgestellt. Der Oberkörper ist durch das Abstützen mit den Armen etwas angehoben, das Becken bleibt dagegen auf dem Boden liegen. Ihre Wirbelsäule ist in dieser Position elastisch gebogen.

Durchführung: Drücken Sie den gesamten Oberkörper nach oben und schieben Sie dabei Ihre Wirbelsäule zwischen den Schulterblättern durch. Dabei richten Sie auch den Kopf und den Nacken auf und lassen Ihre Halswirbelsäule ebenfalls etwas nach oben „wachsen". In der maximal aufgerichteten Position bleiben Sie für etwa einen Atemzug, bevor Sie Ihren Oberkörper wieder nach unten einsinken lassen. Einmal nach oben drücken und wieder einsinken entspricht einer Wiederholung.

Zu beachten: Strecken Sie Ihren Nacken und kontrollieren Sie Ihre Kopfposition. Heben Sie das Kinn nicht zu weit nach vorne-oben an.

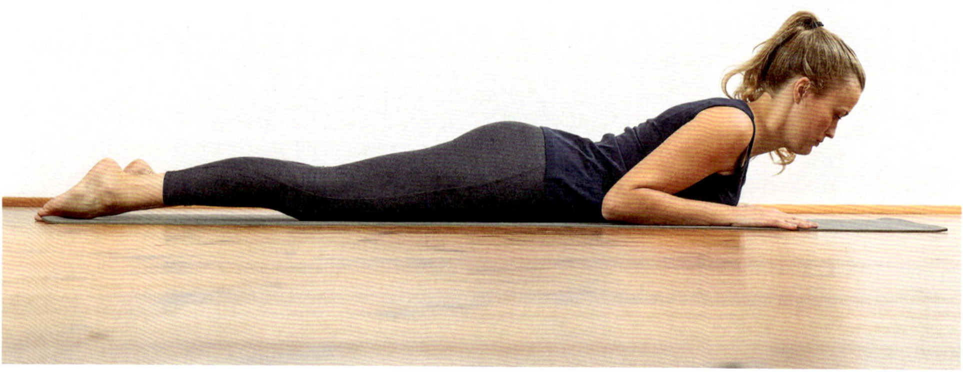

Oberkörperstreckung in der Bauchlage

72 EINE SEITE LANG, DIE ANDERE KURZ MACHEN

Ausgangsposition: In einer entspannten Bauchlage strecken Sie beide Arme nach oben und legen diese neben den Kopf auf dem Boden ab. Den Kopf können Sie auch auf einer Seite ablegen. Alternativ können Sie Ihre Stirn auch auf beide Hände ablegen.
Durchführung: In der eigentlichen Übung beugen Sie abwechselnd ein Bein an und ziehen es seitlich so weit wie möglich am Körper vorbei nach vorne. Strecken Sie das Bein danach wieder in die Ausgangsposition zurück, legen es am Boden ab und starten dieselbe Bewegung mit dem anderen Bein auf der anderen Körperseite. Vergleichen Sie die Bewegung des rechten Beines mit Ihrer linken Seite und nehmen Sie die weiterlaufenden Bewegungen am Becken und der Wirbelsäule bewusst wahr. Vergleichen Sie dabei, wie sich die Bewegung von Becken und Wirbelsäule im Seitenvergleich für Sie anfühlt.
Zu beachten: Führen Sie die Beinbewegungen zu Beginn langsam durch und nehmen Sie die Drehbewegungen Ihres Beckens und der Lendenwirbelsäule wahr. Später können Sie diese Bewegungen auch schneller durchführen.

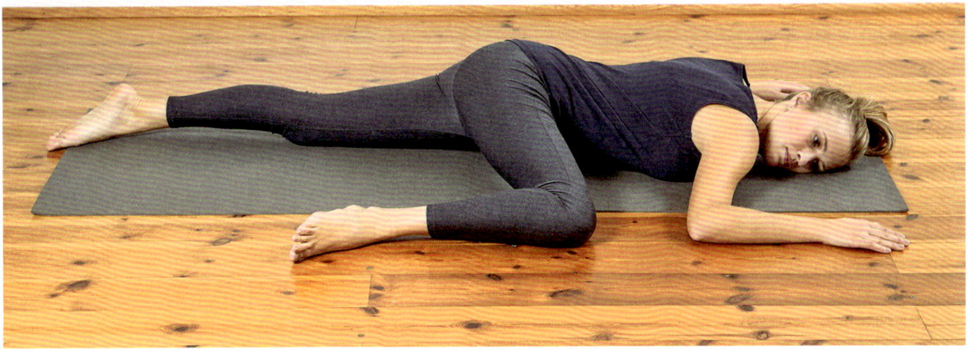

Seitliche Beinbewegungen

73 BEINE ABLEGEN UND DAS BECKEN DREHEN

Ausgangsposition: Legen Sie sich auf den Rücken und stellen Sie Ihre Beine auf. Die Arme legen Sie neben Ihrem Oberkörper auf dem Boden ab. Sie können sich für diese Übung auch ein Kissen unter den Kopf legen.

Durchführung: Bewegen Sie nun beide Beine auf eine Seite und legen sie auf dem Boden ab. Dabei sollten der Oberkörper und beide Schultern flach am Boden liegen bleiben. Wenn Sie die gegenseitige Schulter nicht am Boden halten können, haben Sie Ihr Beweglichkeitsdefizit entdeckt und können daran arbeiten. Mit dem Ablegen der Beine verdrehen Sie den Oberkörper gegen das Becken und verbessern somit die Rotationsfähigkeit Ihrer Wirbelsäule und der Rippengelenke. Führen Sie diese Übung nach beiden Seiten durch.

Zu beachten: Beobachten Sie Ihre Schultern und den Oberkörper während der Drehbewegung. Ein Ziel dieser Übung ist, den Oberkörper während der Drehbewegung möglichst entspannt und flach liegen zu lassen.

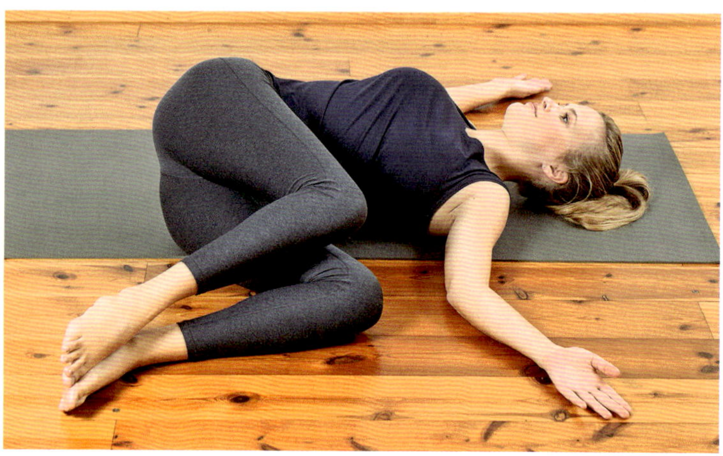

Becken-Oberkörper-Drehung

Krafttraining

Da sich die Atemleistung immer am aktuellen Bedarf an Sauerstoff orientiert, liegt der Schluss nahe, dass mit zunehmender körperlicher Aktivität auch die Atemfähigkeit verbessert wird. Ein gezieltes Krafttraining ist daher eine optimale Herangehensweise, um durch intensive körperliche Aktivierung den Sauerstoffbedarf nach oben zu treiben und damit die Atemkapazitäten zu forcieren. Bei den nachfolgend empfohlenen Kräftigungsübungen sollten Sie je Übung 3 bis 5 Durchgänge mit 8 bis 10 Wiederholungen absolvieren. Planen Sie ein bis zwei Trainingstage pro Woche ein und halten Sie 2 Tage Trainingspause zur Regeneration ein. Beachten Sie auch die Atemtechnik während des Krafttrainings. Sie sollten mit der Belastung, also dem Anheben Ihres Trainingsgewichtes oder der stärkeren Anspannung während der Übung, ausatmen und in der entlasteten Phase der Übungen einatmen. Steigern Sie Ihr Training wie folgt:

TRAININGSWOCHE	ANZAHL DER WIEDERHOLUNGEN	DURCHGÄNGE PRO ÜBUNG	TRAININGSTAGE PRO WOCHE
Woche 1	8 bis 10	3	2
Woche 2	8 bis 10	3 bis 4	2
Woche 3	10 bis 12	3	2
Woche 4	10 bis 12	4	3

74 RUDERN

Ausgangsposition: Sie stehen etwas mehr als schulterbreit und halten Ihr Trainingsgewicht vor dem Körper. Die Knie sind dabei ein wenig gebeugt und Ihr Oberkörper ist etwas nach vorne geneigt. Halten Sie die Bauchmuskeln in einer leichten Anspannung und strecken Sie Ihren Oberkörper.

Durchführung: Ziehen Sie Ihr Trainingsgewicht mit beiden Armen parallel an den Oberschenkeln entlang nach oben, bis die Ellbogen auf einer Höhe mit dem Oberkörper angekommen sind. Nun lassen Sie das Gewicht kontrolliert wieder in die Ausgangsposition zurück nach unten sinken. Einmal anheben und wieder ablassen entspricht einer Wiederholung.

Zu beachten: Bewegen Sie das Trainingsgewicht kontrolliert und nehmen Sie die Anspannung Ihrer Schultermuskeln bewusst wahr.

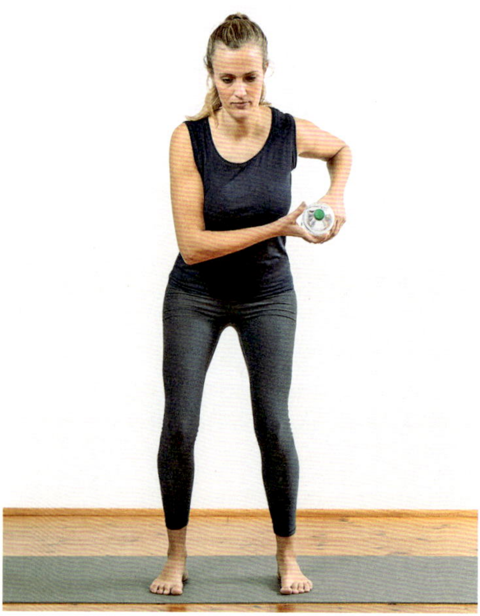

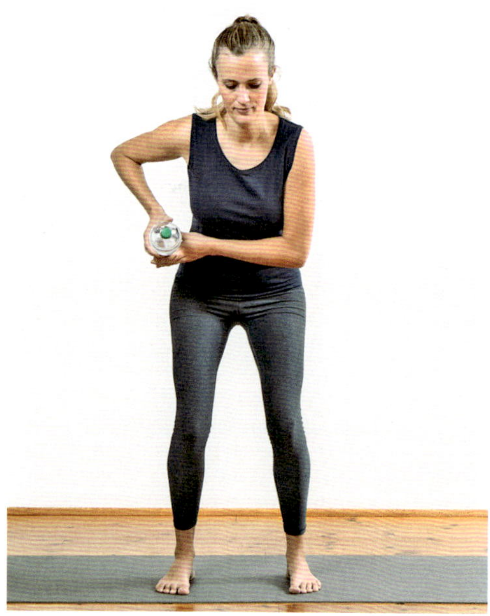

Ruderbewegung zur Aktivierung der Schulter-BWS-Muskulatur

75 SÄGEN – SEITLICHES ANHEBEN

Ausgangsposition: Stellen Sie ein Bein nach vorne und nehmen Sie eine Schrittposition ein. Das Trainingsgewicht halten Sie mit einer Hand auf einer Körperseite. Ihre zweite Hand stützen Sie zur Stabilisation auf Ihrem vorderen Oberschenkel ab.

Durchführung: Ziehen Sie das Gewicht seitlich nach oben, bis der Oberarm neben Ihrem Oberkörper ankommt. Dabei ist Ihr Ellbogen knapp unterhalb ihrer Schulter. Danach lassen Sie das Gewicht wieder kontrolliert in die Ausgangsposition absinken. Einmal anheben und wieder absinken lassen entspricht einer Wiederholung. Da Sie diese Übung auf beiden Seiten durchführen sollten, können Sie das Trainingsgewicht nach einem Durchgang auf die andere Seite wechseln.

Zu beachten: Halten Sie Ihre Bauchmuskeln während der gesamten Bewegung angespannt und kontrollieren Sie eine aufrechte und gestreckte Oberkörperposition mit dem stützenden Arm.

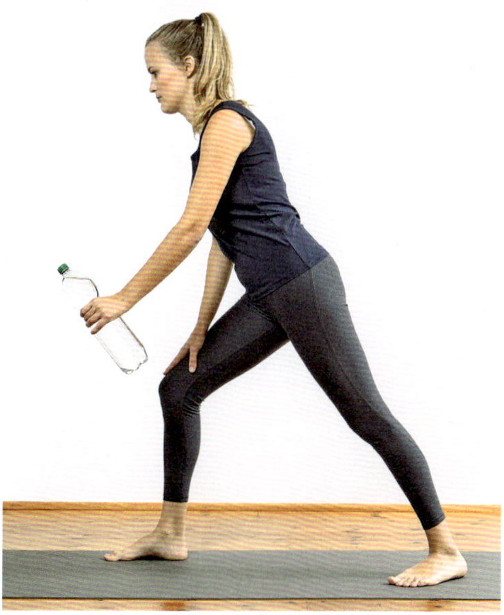

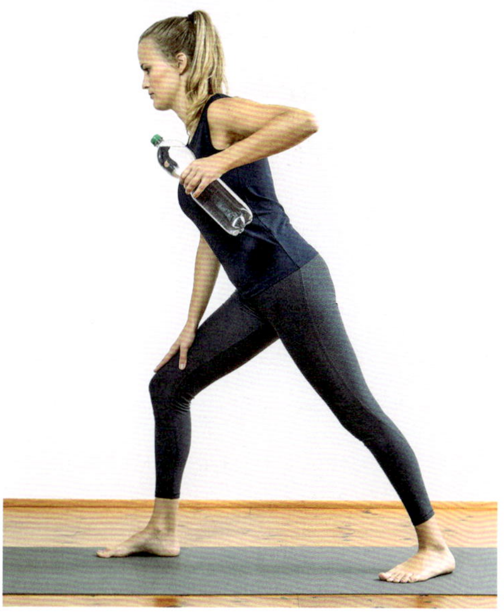

Seitliches Anheben eines Gewichtes – Latissimusaktivierung

76 AUSFALLSCHRITTE

Ausgangsposition: Halten Sie Ihr Trainingsgewicht im Stehen mit beiden Händen nahe am Körper. Dabei können Sie Ihre Oberarme seitlich an Ihrem Oberkörper abstützen. Die Schultern ziehen Sie zur weiteren Aufrichtung straff nach hinten und halten Ihre Bauchmuskeln angespannt.

Durchführung: Machen Sie nun einen Schritt nach vorne, bringen Sie das Knie des hinteren Beines nach unten nahe an den Boden. Danach kommen Sie wieder in die stehende Ausgangsposition zurück. Eine Wiederholung besteht aus dem Schritt nach vorne, der direkt anschließenden Kniebeuge und dem Zurückkommen in die Ausgangsposition. Für einen symmetrischen Trainingseffekt wiederholen Sie diese Bewegung auch mit dem anderen Bein.

Zu beachten: Stabilisieren Sie Ihre Wirbelsäule während der Bewegung und kontrollieren Sie das Gewicht am Körper.

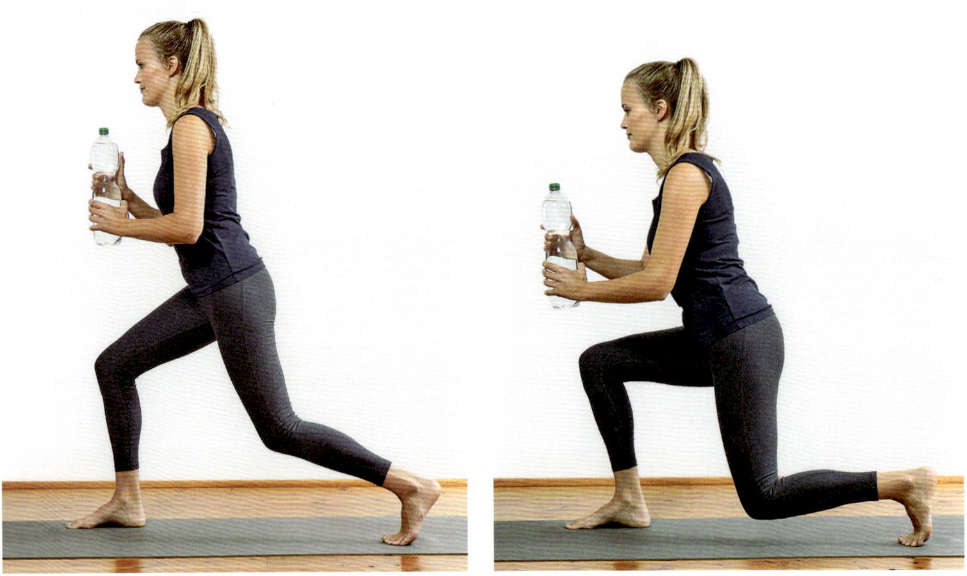

Ausfallschritte – Einbeinkniebeuge mit Sprudelkiste als Trainingsgewicht

77 RUMPFROTATION

Ausgangsposition: Im Stehen nehmen Sie eine Schrittposition ein, halten Ihr Trainingsgewicht mit beiden Händen nahe am Körper und bringen das Knie Ihres hinteren Beines nahe an den Boden, wie bei einer Kniebeuge. Straffen Sie die Schulter nach hinten und spannen Sie Ihre Bauchmuskeln an.

Durchführung: Bringen Sie nun Ihr Trainingsgewicht von einer Körperseite auf die andere, indem Sie Ihren Oberkörper drehen. Dabei heben Sie das Gewicht immer über das vorne aufgestellte Bein. Nachdem Sie Ihre Wiederholungen absolviert haben, bringen Sie sich wieder in den aufrechten Stand und wiederholen Sie diese Übung mit dem anderen Bein.

Zu beachten: Stabilisieren Sie Ihre Wirbelsäule während der Bewegung und kontrollieren Sie das Gewicht am Körper.

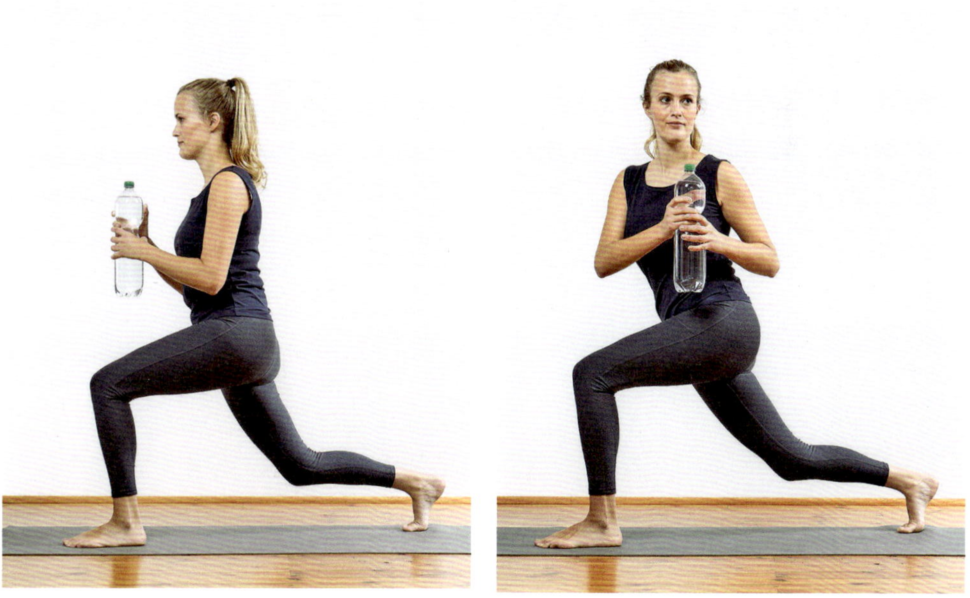

Ausfallschritte mit Oberkörperdrehung

78 BANKDRÜCKEN MIT KURZHANTELN

Ausgangsposition: Legen Sie sich mit dem Rücken auf eine Trainingsmatte. Dabei sind Ihre Beine aufgestellt und Sie spannen Ihre Bauchmuskeln so an, dass Ihre Lendenwirbelsäule dadurch gegen den Untergrund gepresst wird. Die Hanteln halten Sie senkrecht nach oben. Dabei berühren sich die Hanteln nicht und Ihre Ellbogen sind etwas gebeugt.

Durchführung: Lassen Sie die Hanteln kontrolliert nach unten sinken, bis die Ellbogen noch ohne Bodenkontakt knapp vor dem Boden sind. Dann strecken Sie Ihre Arme wieder zurück in die Ausgangsposition nach oben. Die Arme einmal absenken und wieder nach oben strecken entspricht einer Wiederholung.

Zu beachten: Kontrollieren Sie Ihre Arme in der Schulter und führen Sie die Hanteln in einer gradlinigen Bewegung nach unten und zurück in die Ausgangsposition. Vermeiden Sie „Schlingerbewegungen" mit den Armen.

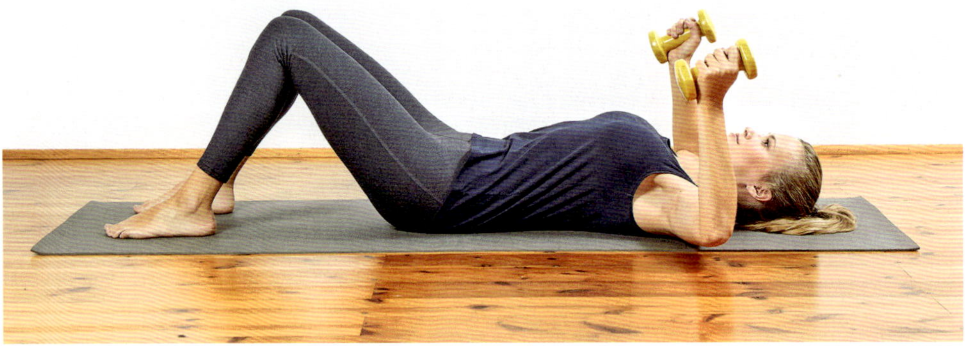

Bankdrücken mit Kurzhanteln in Rückenlage

79 ÜBERZÜGE

Ausgangsposition: Legen Sie sich mit aufgestellten Beinen auf den Rücken und halten Sie Ihre Lendenwirbelsäule durch eine angespannte Bauchmuskulatur gegen den Untergrund gepresst. Den Ball strecken Sie etwa in der Mitte des Brustkorbes senkrecht nach oben.
Durchführung: Lassen Sie den Ball kontrolliert über den Kopf nach hinten auf den Boden absinken. Dann ziehen Sie ihn wieder über den Kopf zurück in die Ausgangsposition über der Brustmitte. Einmal absenken und wieder anheben entspricht einer Wiederholung.
Zu beachten: Kontrollieren Sie Ihre Arme in der Schulter und führen Sie den Ball in einer möglichst gradlinigen Bewegung nach unten und zurück in die Ausgangsposition.

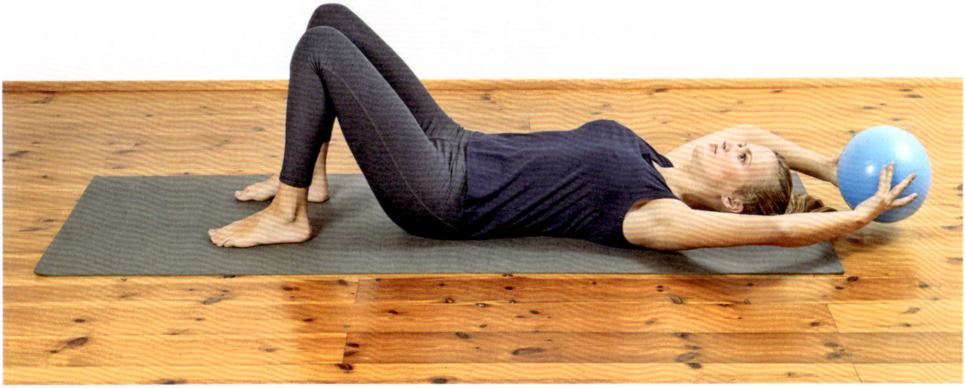

Überzüge mit Ball in Rückenlage

80 BAUCHMUSKELN KRÄFTIGEN

Ausgangsposition: Legen Sie sich auf den Rücken und ziehen die Beine so an, dass der Winkel zwischen Oberkörper und Oberschenkel circa 90 Grad beträgt. Mit diesem Winkel sind Ihre Hüftbeuger außen vor und können nicht mehr die Arbeit der Bauchmuskeln übernehmen.
Durchführung: Legen Sie Ihre Hände hinter Ihren Kopf und lassen ihn schwer in Ihre Hände fallen. Die Ellbogen zeigen nach außen und der Hinterkopf drückt leicht gegen die Hände. Nun heben Sie Kopf, Schultern und den oberen Rücken langsam an – die Lendenwirbelsäule bleibt auf dem Boden. Dann legen Sie langsam den Oberkörper ab, ohne mit Kopf oder Schultern den Boden zu berühren.
Zu beachten: Der Bewegungsumfang ist relativ klein. Heben Sie trotzdem nur den oberen Rücken an. An der höchsten Stelle können Sie, wenn Sie es schaffen, kurz die Spannung halten.

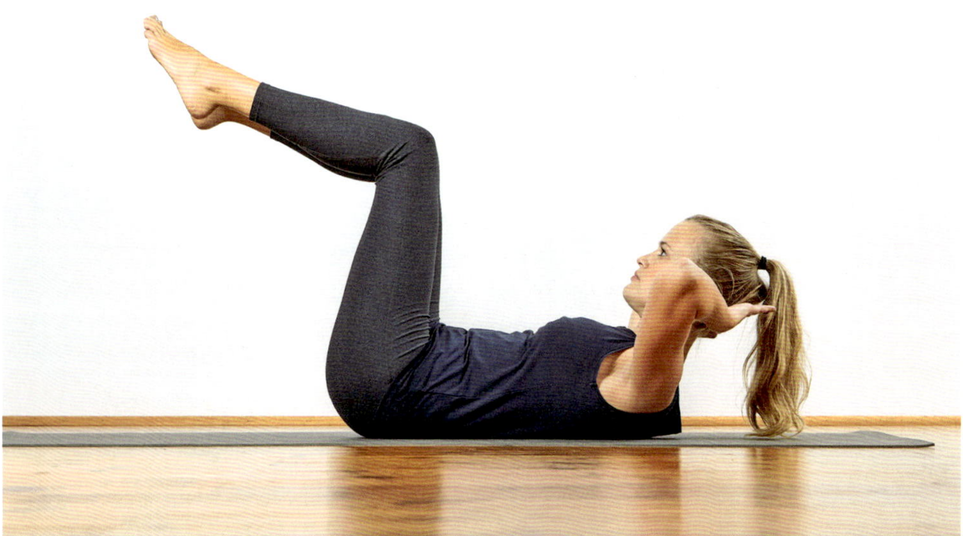

Aktivierung der Bauchmuskulatur durch einfache Situps

81 PLANK MIT BEWEGUNG

Ausgangsposition: Bringen Sie sich in eine Bauchlage, stellen Sie Ihre Zehenspitzen auf dem Boden auf und stützen Sie sich mit Ihren Unterarmen ab. Nun heben Sie alle Körperbereiche, die sich zwischen Zehenspitzen und Ellbogen befinden, vom Boden ab. Stabilisieren Sie die Körpermitte durch Anspannen der Bauchmuskeln und strecken Sie den Nacken dabei lang.

Durchführung: Heben Sie abwechselnd ein Bein vom Boden ab, ohne die Körpermitte oder den Nacken zu stark zu lockern. Jede Bewegung zählt als Wiederholung.

Zu beachten: Vermeiden Sie ein zu starkes Hohlkreuz und bewahren Sie Ihre Bauchspannung während der gesamten Übung.

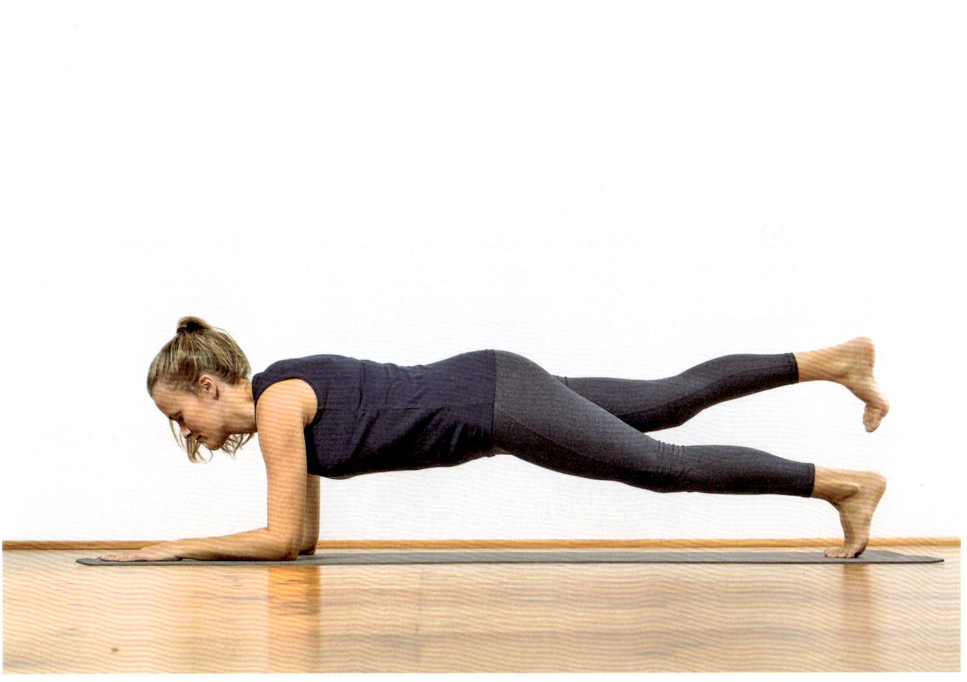

Plank-Variation

Ausdauertraining

Ausdauer ist gewissermaßen die Fähigkeit, bei körperlicher Anstrengung der Ermüdung nicht nachzugeben. Ausdauer ist wesentlich von der Energiebereitstellung und damit wieder von der Atmungsfähigkeit abhängig. Da unser Körper bei ausdauernder Anstrengung einen stark erhöhten Sauerstoffbedarf hat, können Sie mit einem gezielten Ausdauertraining die Fähigkeit, Sauerstoff optimiert aufzunehmen und im Körper zu verteilen, verbessern. Ab 20 Wiederholungen kann von einer ausdauernden körperlichen Aktivität gesprochen werden. Starten Sie die nachfolgend empfohlenen Übungen also mit 20 Wiederholungen und 3 bis 4 Durchgängen pro Übung und steigern Sie die Anzahl der Wiederholungen wie folgt:

TRAININGSWOCHE	ANZAHL DER WIEDERHOLUNGEN	DURCHGÄNGE PRO ÜBUNG	TRAININGSTAGE PRO WOCHE
Woche 1	20	3	2
Woche 2	25	3 bis 4	2
Woche 3	25 bis 30	4	2
Woche 4	30 bis 40	4 bis 5	3

82 EINFACH DREHEN

Ausgangsposition: Starten Sie in einer Rückenlage und halten Sie Beine, Arme und Kopf angehoben.

Durchführung: Nun drehen Sie sich langsam und kontrolliert auf eine Seite. Achten Sie dabei darauf, dass Ihr Becken in Seitlage nicht zu weit nach hinten oder nach vorne kippt, da Sie sonst in der Wirbelsäule mitdrehen müssten. Halten Sie Becken und Wirbelsäule stabil und möglichst gerade. Dann drehen Sie sich wieder zurück in die Rückenlage und beginnen die Drehbewegung erneut – diesmal jedoch zur anderen Seite. Jede Drehung zählt.

Zu beachten: Halten Sie eine leichte Bauchspannung und stabilisieren Sie Ihre Körpermitte.

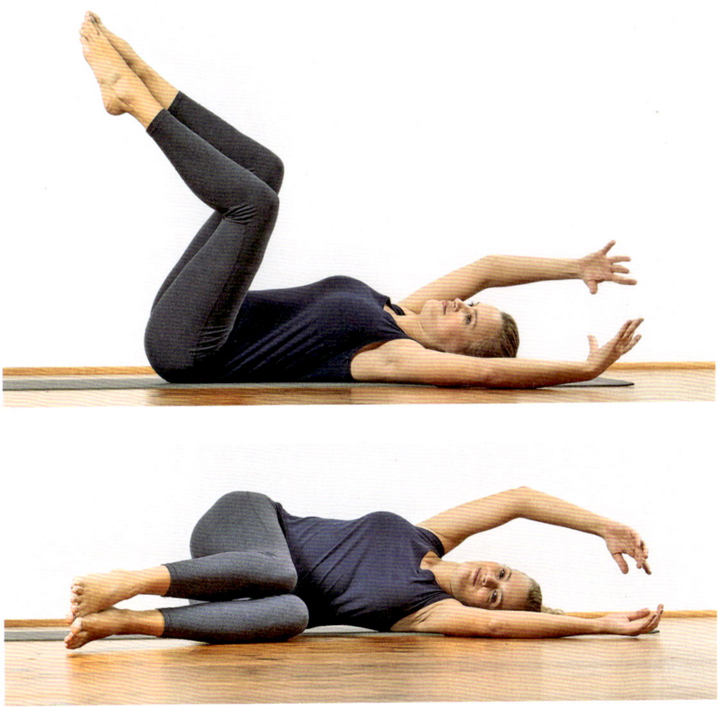

Seitlage in der Dynamik

83 VIERFÜSSLER

Ausgangsposition: Nehmen Sie die Vierfüßlerposition ein: Dabei stellen Sie Ihre Hände etwas vor der Schulter und die Knie genau unter den Hüftgelenken auf. Die Knie sind dabei so weit auseinander, dass noch eine Ihrer Fäuste dazwischenpasst.
Durchführung: Strecken Sie immer diagonal einen Arm nach vorne und das gegengleiche Bein nach hinten. Wechseln Sie die Diagonale. Bei dieser Übung werden die Wiederholungen immer für jede Diagonale einzeln gezählt.
Zu beachten: Halten Sie den Nacken gerade.

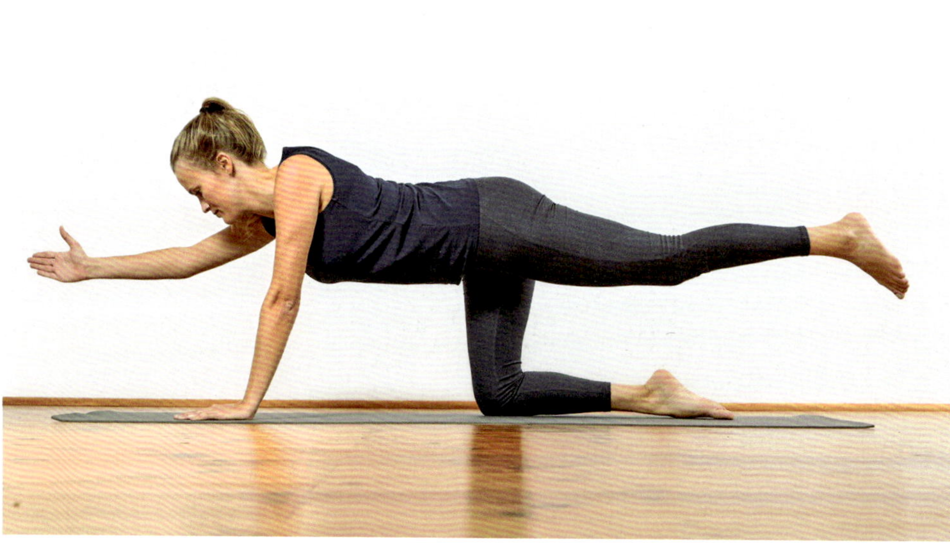

Diagonal Arm und Bein anheben – Vierfüßler

84 FERSENSCHIEBER

Ausgangsposition: Legen Sie sich auf den Rücken und positionieren Sie Ihre Arme entspannt auf Ihrem Oberkörper. Die Beine sind locker abgelegt. Die Fersen sollten auf einem rutschfähigen Untergrund liegen.

Durchführung: Schieben Sie abwechselnd eine Ferse nach unten. Dazu bewegen Sie nun abwechselnd ein gestrecktes Bein auf dem Boden entlang nach unten. Zeitgleich ziehen Sie das andere Bein im Becken nach oben. Führen Sie diese Bewegung gleichmäßig und kontrolliert aus. Sie können Ihre Beine dabei unterschiedlich weit abspreizen. Je weiter Sie die Beine auseinander ablegen, desto weiter geht die Bewegung in der Wirbelsäule nach oben.

Zu beachten: Starten Sie mit einer kleinen Bewegung, die Sie kontrolliert vergrößern.

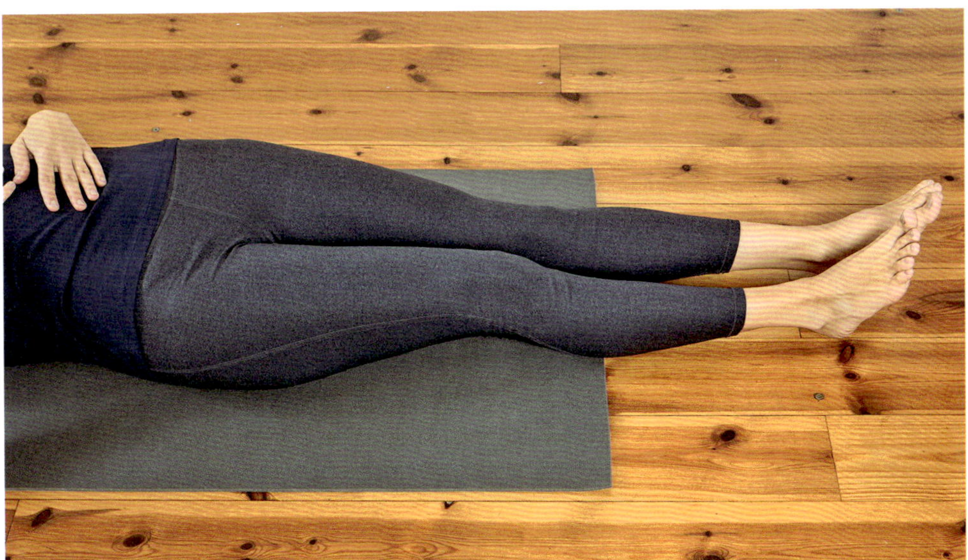

Gestreckte Beine in Rückenlage verschieben

85 HANDTUCH UM DEN KOPF

Ausgangsposition: Im Stehen halten Sie die Enden eines Handtuchs fest. Spannen Sie das Handtuch zwischen den Händen etwas, indem Sie von beiden Seiten daran ziehen.

Durchführung: Führen Sie das Handtuch nun kreisförmig um den Kopf und wechseln Sie zwischendurch immer wieder einmal die Bewegungsrichtung. Strecken Sie Ihren linken Arm zur Seite, bis Sie Ihren rechten Arm gebeugt vor dem Gesicht haben. Führen Sie nun den rechten, gebeugten Arm mit dem Handtuch über den Kopf nach hinten. Hinter dem Kopf strecken Sie nun den rechten Arm zur Gegenseite, bis Ihr linker Arm hinter dem Kopf gebeugt ist. Nun führen Sie Ihren linken, gebeugten Arm wieder über den Kopf nach vorne. Bleiben Sie mit dem Handtuch während der Bewegung immer dicht am Kopf. Die Bewegungen gehen fließend ineinander über.

Zu beachten: Führen Sie die Bewegungen kontrolliert durch und zu Beginn eher etwas langsamer. Steigern Sie das Bewegungstempo angemessen.

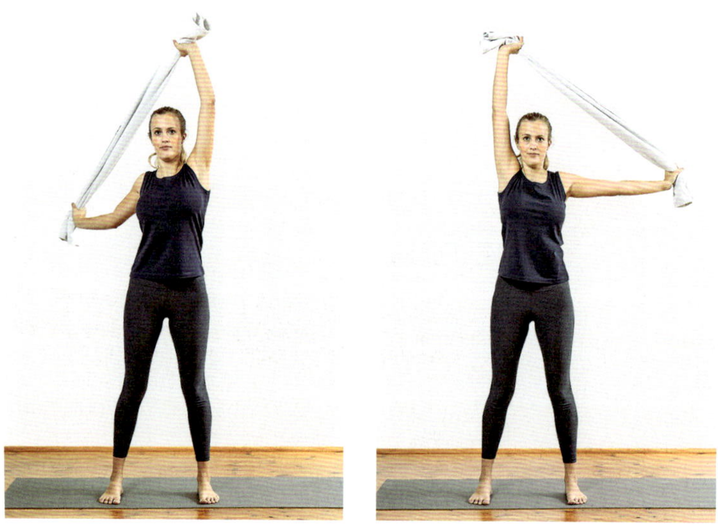

Bewegungsablauf zur Mobilisation der Schulter-Nacken-Region

86 RÜCKEN

Ausgangsposition: In Bauchlage stellen Sie die Fußspitzen auf dem Boden auf. Die Füße stellen Sie schulterbreit auf und die Hände stützen Sie neben den Schultern auf dem Boden ab. Dabei berühren beide Ellbogen nicht den Boden.
Durchführung: Heben Sie nun Ihre Hände und den Oberkörper vom Boden. Auch der Bauch hebt sich dabei etwas vom Boden. Während der Bewegung bleibt Ihr Becken auf dem Boden. Lassen Sie Ihren Oberkörper kontrolliert wieder auf den Boden absinken. Nach Anheben und Absinken ist eine Wiederholung komplett.
Zu beachten: Drücken Sie Ihre Füße zur Stabilisation Ihres Oberkörpers etwas in den Boden. Das stabilisiert Ihre Wirbelsäule und die Körpermitte.

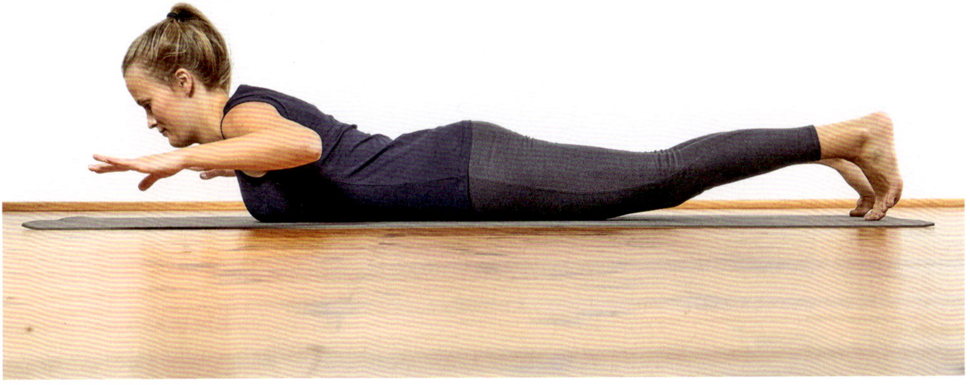

Aktivierung der Rückenstrecker in Bauchlage

Quellenverweis

O'Sullivan PB, Beales DJ. Changes in pelvic floor and diaphragm kinematics and respiratory patterns in subjects with sacroiliac joint pain following a motor learning intervention: a case series. Man Ther. 2007 Aug;12(3):209-18. Epub 2006 Aug 17.

Roussel N, Nijs J, Truijen S, Vervecken L, Mottram S, Stassijns G. Altered breathing patterns during lumbopelvic motor control tests in chronic low back pain: a case-control study. Eur Spine J. 2009 Jul;18(7):1066-73. doi: 10.1007/s00586-009-1020-y. Epub 2009 May 10.

Talasz H, Kremser C, Kofler M, Kalchschmid E, Lechleitner M, Rudisch A. Phase-locked parallel movement of diaphragm and pelvic floor during breathing and coughing-a dynamic MRI investigation in healthy females. Int Urogynecol J. 2011 Jan;22(1):61-8. doi: 10.1007/s00192-010-1240-z. Epub 2010 Aug 31.

Bordono B, Zanier E. Anatomic connections of the diaphragm: influence of respiration on the body system. Journal of Multidisciplinary Healthcare 2013:6 281–291.

Mori H, Yamamoto H, Kuweshima M, Saito S, Ukai H, Hirao K, Yamauchi M, Umemuta S. How Does Deep Breathing Affect Office Blood Pressure and Pulse Rate? Hypertens Res Vol. 28, No. 6 (2005).

Tharion E, Samuel P, Rajalakshmi R, Gnanasenthil G, Subramanian RK. Influence of deep breathing exercise on spontaneous respiratory rate and heart rate variability: a randomised controlled trial in healthy subjects. Indian J Physiol Pharmacol. 2012 Jan-Mar;56(1):80-7.

Busch V, Magerl W, Kern U, Haas J, Hajak G, Eichhammer P. The Effect of Deep and Slow Breathing on Pain Perception, Autonomic Activity, and Mood Processing—An Experimental Studypme. Pain Medicine 2012; 13: 215–228 Wiley Periodicals, Inc.

Martarelli D, Cocchioni M, Scuri S, Pompei P. Diaphragmatic Breathing Reduces Exercise-Induced Oxidative Stress. Hindawi Publishing Corporation Evidence-Based Complementary and Alternative Medicine Volume 2011, Article ID 932430: 1-10

Masaoka Y, Izumizaki M, Homma I. Where is the rhythm generator for emotional breathing? Prog Brain Res. 2014;209:367-77. doi: 10.1016/B978-0-444-63274-6.00019-9.

Bordoni B, Marelli F, Bordoni G. A review of analgesic and emotive breathing: a multidisciplinary approach. J Multidiscip Healthc. 2016 Feb 29;9:97-102.

Park JW, Kweon M, Hong S. The influences of position and forced respiratory maneuvers on spinal stability muscles. J Phys Ther Sci. 2015 Feb;27(2):491-3.

Bibliografische Information der Deutschen Nationalbibliothek
Die Deutsche Nationalbibliothek verzeichnet diese Publikation in der deutschen Nationalbibliografie; detaillierte bibliografische Daten sind im Internet über http://dnb.ddb.de/ abrufbar.

ISBN 978-3-8426-2971-4 (Print)
ISBN 978-3-8426-2972-1 (PDF)
ISBN 978-3-8426-2973-8 (EPUB)

Fotos:
Titelmotiv: Shutterstock.com/StockSmartStart
Christian Wyrwa: 7, 22, 31, 35, 36, 45, 49, 51, 53, 57, 61, 63, 65, 66, 67, 81, 87, 90, 91, 93, 117, 131, 133, 135, 137, 139, 140, 141, 142, 144, 145, 146, 147, 148, 149, 150, 151, 153, 154, 155, 156, 157,
Stock.adobe.com: bilderzwerg: 14, 41, 58; Sinisa Botas: 23; Alila Medical Images: 26, 43, 54;
Shutterstock.com/StockSmartStart: 8, 118

Originalausgabe

Die Ratgebermarke der Schlüterschen Verlagsgesellschaft mbH & Co. KG
Hans-Böckler-Allee 7, 30173 Hannover
www.humboldt.de
www.schluetersche.de

Aus Gründen der besseren Lesbarkeit wurde in diesem Buch die männliche Form gewählt, nichtsdestoweniger beziehen sich Personenbezeichnungen gleichermaßen auf Angehörige des männlichen und weiblichen Geschlechts sowie auf Menschen, die sich keinem Geschlecht zugehörig fühlen.

Lektorat: Sibylle Duelli, Schallstadt
Layout: Groothuis, Lohfert, Consorten, Hamburg
Covergestaltung: ZERO, München
Satz: Die Feder, Konzeption vor dem Druck GmbH, Wetzlar
Druck und Bindung: Gutenberg Beuys Feindruckerei GmbH, Langenhagen